Gentherapeutische Konzepte in der Behandlung der Hämophilie

UNI-MED Verlag AG
Bremen - London - Boston

Miesbach, Wolfgang:
Gentherapeutische Konzepte in der Behandlung der Hämophilie / Wolfgang Miesbach.-
1. Auflage - Bremen: UNI-MED, 2024
(UNI-MED SCIENCE)
ISBN 978-3-8374-2451-5

Printed in Europe

UNI-MED. Die beste Medizin.

In der Reihe UNI-MED SCIENCE werden aktuelle Forschungsergebnisse zur Diagnostik und Therapie wichtiger Erkrankungen "state of the art" dargestellt. Die Publikationen zeichnen sich durch höchste wissenschaftliche Kompetenz und anspruchsvolle Präsentation aus. Die Autoren sind Meinungsbildner auf ihren Fachgebieten.

Der Verlag dankt der Firma CSL Behring GmbH für die Unterstützung der Produktion dieser Auflage. Der Verlag versichert, dass der Industriepartner keinerlei Einflussnahme auf den Inhalt des Buches, insbesondere auch nicht auf Therapieempfehlungen, nehmen konnte.

Vorwort und Danksagung

In den letzten zehn Jahren hat sich die Gentherapie als eine bahnbrechende neue Behandlungsoption entwickelt, insbesondere durch die Zulassung von Produkten für die Hämophilie A und B. Diese Therapieform verspricht eine weitgehende Unabhängigkeit von regelmäßiger Substitutionstherapie bei niedrigen Blutungsraten, dank der Verwendung von adeno-assoziierten Viren (AAV) als Vektoren.

Wir freuen uns, mit dem Buch "Gentherapeutische Konzepte in der Behandlung der Hämophilie" die Beiträge von weltweit führenden Wissenschaftlern und Klinikern präsentieren zu können, die in der Erforschung der Gentherapie bei Hämophilie Pionierarbeit geleistet haben. Ihre Erkenntnisse und klinischen Erfahrungen bereichern unser Verständnis dieser komplexen Behandlungsform.

Die Abschnitte des Buches decken ein breites Spektrum ab: von den Grundlagen der Hämophilie, über die verschiedenen gentherapeutischen Ansätze (AAV, Lentivirus, *Gene Editing*), bis hin zu spezifischen Aspekten wie der Auswahl geeigneter Patienten für die Gentherapie, den Auswirkungen auf Gerinnungsfaktorwerte, leberbezogenen Fragestellungen und der Immunantwort auf AAV-vermittelte Gentherapie.

Ein wichtiger Aspekt, der in dieser Ausgabe hervorgehoben wird, ist die Notwendigkeit einer interdisziplinären Zusammenarbeit in spezialisierten Zentren und eines effizienten Datenaustauschs, um die Herausforderungen der Gentherapie zu bewältigen. Das innovative "*Hub and Spoke*"-Modell, das eine standardisierte Behandlung unabhängig vom Standort des Patienten ermöglicht, wird ausführlich diskutiert.

Obwohl die Gentherapie bei Hämophilie großes Potenzial bietet, bleiben Herausforderungen bestehen, insbesondere hinsichtlich Nebenwirkungen und der Langzeitwirkung der Behandlung. Dieses Buch soll als Brücke dienen, die die Lücke zwischen dem aktuellen Wissenstand und zukünftigen Entwicklungen schließt, und es zielt darauf ab, eine umfassende Informationsquelle für Fachleute in der klinischen Praxis und Forschung zu sein.

Mit diesem Buch hoffen wir, einen wertvollen Beitrag zur Verbesserung der Behandlung von Hämophiliepatienten zu leisten und gleichzeitig das Bewusstsein und Verständnis für diese komplexe und sich schnell entwickelnde Therapieform zu fördern.

Frankfurt, im Januar 2024 *Wolfgang Miesbach*

Autoren

Herausgeber

Prof. Dr. med. Wolfgang Miesbach
Schwerpunkt Hämostaseologie/Hämophiliezentrum
Medizinische Klinik 2
Universitätsklinikum Frankfurt
Theodor-Stern-Kai 7
60590 Frankfurt
miesbach@em.uni-frankfurt.de

Kap. 3., 7.

Koautoren

Prof. Dr. Marinee K. Chuah
Department of Gene Therapy & Regenerative Medicine
Vrije Universiteit Brussel
Brüssel, Belgien

Kap. 2.

Dries De Wolf
Department of Gene Therapy & Regenerative Medicine
Vrije Universiteit Brussel
Brüssel, Belgien

Kap. 2.

Prof. Dr. Hildegund CJ Ertl
Wistar Institute
Philadelphia, PA, USA

Kap. 6.

Simon Fletcher
Haemnet Ltd
London, UK

Kap. 8.

Prof. Graham R. Foster PhD FRCP
Professor of Hepatology
Blizard Institute
Queen Mary University London
4 Newark Street
London E1 2AT, UK

Kap. 5.

Mike Holland
Haemnet Ltd
London, UK

Kap. 8.

Kathryn Jenner
Haemnet Ltd
London, UK

Kap. 8.

Kate Khair
Haemnet Ltd
London, UK

Kap. 8.

Prof. Dr. med. Ralf Knöfler
Pädiatrische Hämostaseologie und Hämatologie/Onkologie
Klinik und Poliklinik für Kinder- und Jugendmedizin
Universitätsklinikum Carl Gustav Carus an der Technischen Universität Dresden

Kap. 1.

Prof. Dr. Christoph Male
Pädiatrisches Hämophiliezentrum
Universitätsklinik für Kinder- und Jugendheilkunde
Medizinische Universität Wien

Kap. 1.

Priv.-Doz. Dr. Jens Müller
Uniklinikum Bonn
Institut für Experimentelle Hämatologie und Transfusionsmedizin
Venusberg-Campus 1
53127 Bonn

Kap. 4.

Priv.-Doz. Dr. Martin Olivieri
Abt. für Päd Hämostaseologie
Hämophiliezentrum LMU Klinikum
Bereich Pädiatrie
Dr. von Haunersches Kinderspital
LMU München

Kap. 1.

Prof. Dr. med. Ulrich J. Sachs
Sektion Hämostaseologie
Universitätsklinikum Gießen und Marburg
Standort Gießen
Langhansstraße 2
35392 Gießen

Kap. 4.

Prof. Dr. Thierry VandenDriessche
Department of Gene Therapy & Regenerative Medicine
Vrije Universiteit Brussel
Brüssel, Belgien

Kap. 2.

Inhaltsverzeichnis

1. Grundlagenwissen zur Hämophilie

Die Hämophilie ist eine angeborene Störung der Blutgerinnung, die mit einem Mangel an Faktor VIII (Hämophilie A) oder Faktor IX (Hämophilie B) einhergeht. Aufgrund des X-chromosomalen Erbgangs sind insbesondere Männer betroffen, während Frauen Trägerinnen (Konduktorinnen) sind.

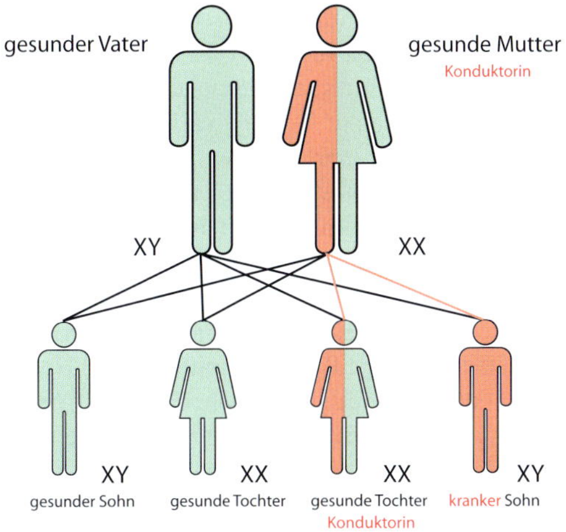

Abb. 1.1: X-Chromosomaler rezessiver Erbgang (modifiziert nach Kübelbeck [1]).

In Abhängigkeit von der Restplasmaaktivität an Faktor VIII oder IX werden verschiedene Schweregrade der Hämophilie unterteilt (☞ Tab. 1.1). Diese Gerinnungsfaktoren spielen eine entscheidende prokoagulatorische Rolle in der Gerinnungskaskade und Thrombinbildung und somit korreliert die Restaktivität auch mit der klinischen Blutungsneigung. Typische Blutungssymptome sind Hämatome, Weichteilblutungen, Epistaxis, Muskel- und Gelenkblutungen.

Mit einer Inzidenz von ca. 1:5.000-10.000 ist die Hämophilie A deutlich häufiger als die Hämophilie B (1 : 30.000-40.000) [3]. In 70 % der Fälle besteht eine positive Familienanamnese. Die weltweit erwartete Prävalenz für alle Hämophilieformen liegt bei 1.125.000 (418.000 mit schwerer Hämophilie), wobei ein Großteil der Patienten nicht diagnostiziert ist. In Deutschland leben ca. 9.000-10.000 Patienten mit Hämophilie A oder B [4].

In der Labordiagnostik zeigt sich in Abhängigkeit der Restaktivität des Faktor VIII oder IX eine mehr oder weniger stark verlängerte aPTT (aktivierte partielle Thromboplastinzeit) bei normaler Thrombin- und Prothrombinzeit und ein entsprechend erniedrigter Faktorspiegel in der Einzelfaktormessung.

1.1. Historie

Erste schriftliche Zeugnisse zur Hämophilie und ihrer Vererblichkeit finden sich bereits im 2. Jhr. v. Chr. in hebräischen Texten: Söhne einer Frau, deren ersten zwei Söhne bei der Beschneidung verblutet waren, durften nicht mehr beschnitten werden. Zudem wurde festgelegt, dass auch die Söhne der Schwester der Mutter und aller Schwestern nicht mehr beschnitten werden durften. Erste wissenschaftliche Beschreibungen der Symptome und die Erkenntnis, dass nur Männer erkrankten, Frauen zwar die Erkrankung übertragen aber selbst nicht schwer betroffen sind, reichen auf den

Restaktivität	Schweregradeinteilung	Klinische Blutungsneigung
<1 IE/dl (<0,01 IE/ml); <1 %	schwere Form	Hirnblutungen, Hämatome im Säuglingsalter, Spontane Blutungen in Gelenke oder Muskeln, bzw. nach inadäquatem Trauma
1-5 IE/dl (0,01-0,05 IE/ml); 1-5 %	moderate Form	spontane Blutungen möglich; prolongierte Blutungen nach Verletzungen oder Operationen
5-40 IE/dl (0,05-0,40 IE/ml); >5-40 %	milde Form	Blutungen nach größeren Verletzungen oder Operationen; spontane Blutungen sind selten

Tab. 1.1: Schweregradeinteilung der Hämophilie und klinische Blutungsneigung, modifiziert nach Blanchette et al. [2].

Arzt John Conrad Otto im Jahre 1803 zurück. F. Hopf bezeichnete die Erkrankung erstmal als "Haemorrhaphilie" (= Liebe zur Blutung) und beschrieb sie als eine vererbbare Erkrankung, die zu tödlichen Blutungen führen kann. Historisch gesehen wird die Hämophilie auch als eine "Erkrankung der Könige" bezeichnet, da ausgehend von Königin Viktoria (1840-1901) mehrere europäische Königshäuser betroffen waren. Die englische Königin Viktoria, deren Töchter und Zarewitsch Alexej, Sohn des russischen Zaren Nikolaus II waren Konduktorinnen bzw. von einer schweren Hämophilie B betroffen [3].

1.2. Klinisches Erscheinungsbild

Klinisch manifestiert sich die Hämophilie in Abhängigkeit vom Schweregrad durch eine erhöhte Blutungsneigung. Neben Hämatomen treten bei Patienten mit der schweren und mittelschweren Form Blutungen nach kleinen Traumata bzw. durch Spontanblutungen in Gelenke, Weichgewebe und Muskulatur auf. Am häufigsten sind dabei Knie, Sprunggelenke, Ellbogen, Knöchel, Schultern und Hüftgelenke betroffen. Rezidivierende (Mikro-)Blutungen führen hier zu einer synovialen Verdickung und Synovitis sowie zur Knorpel- und Knochendestruktion verbunden mit chronischen Schmerzen bis hin zu und einer Gelenkdeformität und Destruktion des Gelenks, der "Hämophilie-Arthropathie". Durch eine adäquate ausreichend hohe und regelmäßige Prophylaxe mit dem Ziel die Talspiegel auf über 3-5 % anzuheben können diese Einblutungen in die Gelenke und Muskeln verhindert werden [5].

1.3. Therapie

Die "Kauterisierung" wurde bereits von Abul Qasim al-Zahrawi ("Albucasis") als mögliche Therapie zur Blutstillung beschrieben. 1840 wurde erstmals eine Vollblutransfusion von S. Lane als wirksame Therapie beschrieben [6]. Aufgrund der damals noch unbekannten Blutgruppeninkompatibilität traten aber vermehrt Transfusionszwischenfälle auf, sodass sich diese Therapie ebenso wenig wie die Transfusion von Lammblut (Jean Baptis Densi, 17. Jhdt.) durchsetzen konnten. Ab 1935 wurde Plasma anstelle von Vollblut zur Therapie eingesetzt und seit 1955 stehen aufgereinigte Faktor Präparate zur Verfügung. Durch die Entwicklung von Kryopräzipitaten 1964 konnte das Volumen der Präparate deutlich reduziert werden. Plasmatische Präparate stellen auch in der heutigen Hämophilietherapie noch eine wichtige Therapiesäule dar. Nach der Krise durch verseuchte Blutprodukte in den 1980er Jahren, in dessen Rahmen sich unzählige Patienten mit HIV und Hepatitis infizierten, wurden nur mehr virusinaktivierte plasmatische Präparate verwendet und diese ab Ende der 1990er Jahre zunehmend durch gentechnisch hergestellte (rekombinante) Präparate ersetzt. Modernere rekombinante Faktorkonzentrate enthalten Molekülmodifikationen, sodass sie eine verlängerte Halbwertszeit aufweisen und damit längere Injektionsintervalle teilweise bis zu 3 Wochen erlauben. Seit 2019 ist zudem ein bispezifischer Antikörper zur Prophylaxe bei der Hämophilie A zugelassen, der durch die Bindung von Faktor IX und X die Funktion des Faktor VIII imitiert und durch die Aktivierung von Faktor X

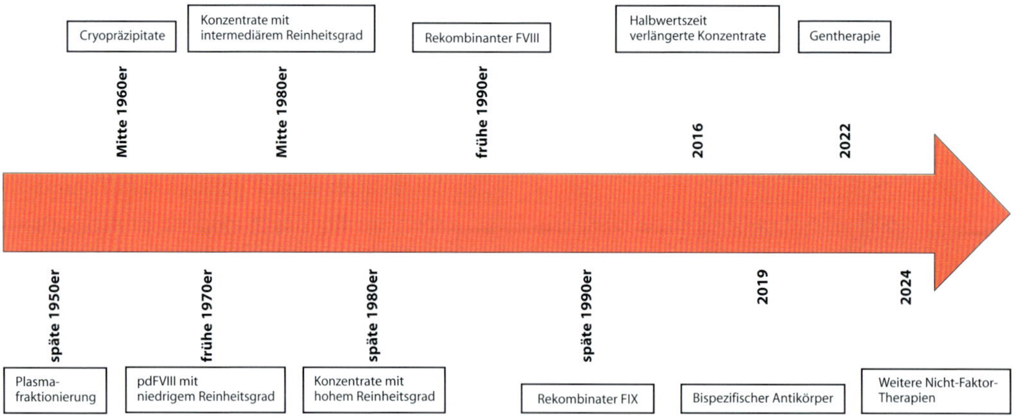

Abb. 1.2: Zeitstrahl zur Entwicklung der Faktor VIII- und -IX-Präparate, modifiziert nach Key et al. [8].

(zu Xa) zum Ablauf der Gerinnungskaskade und zur Thrombinbildung beiträgt. Die Aktivität korreliert mit einer kontinuierlichen Faktor VIII-Restaktivität von etwa 10-15 % [7].

Grundlage der Hämophilietherapie, insbesondere bei der schweren Form, ist die Substitution von Faktor VIII oder IX mit dem Ziel, akute Blutungen zu stillen (On-demand-Therapie) sowie durch eine regelmäßige vorbeugende Substitution den Talspiegel beim Patienten anzuheben (Ziel 3-5 %) und so das Auftreten von spontanen Blutungen zu vermeiden (Prophylaxe). Das Risiko für das Auftreten blutungsbedingter Komplikationen insbesondere der Hämophilie-Arthropathie mit deutlicher Behinderung und Einschränkung der Lebensqualität kann dadurch reduziert werden. Aufgrund der Halbwertszeit der Faktor VIII-Präparate ist derzeit eine intravenöse Substitution mindestens 1-3 ×/Woche, bei Halbwertszeit-verlängerten Faktor IX-Präparaten meist 1 ×/Woche, notwendig um ausreichende Talspiegel zu erreichen. Die Prophylaxe mit dem bispezifischen Antikörper bei der Hämophilie A erfolgt subkutan und kann in Abhängigkeit der Dosierung 1 ×/Woche bis alle 4 Wochen durchgeführt werden.

Aktuelle Empfehlungen zur Therapie der Hämophilie finden sich auf der Website der WFH (*World Federation of Hemophilia*) [5].

Mit den neuen Therapiemöglichkeiten hat sich die Lebenserwartung der Patienten mit Hämophilie fast normalisiert. Aktuelle Therapieziele sind das Auftreten jeglicher Blutungen zu verhindern und dabei eine gute Lebensqualität des Patienten durch bestmögliche Teilhabe zu gewährleisten. Die ist natürlich eng verbunden mit der Anzahl und Art der notwendigen Substitutionen und Therapien.

Eine der heutzutage schwersten Nebenwirkungen der Therapie ist die Entwicklung eines Inhibitors (= Alloantikörper gegen zugeführten Faktor VIII oder IX). Diese tritt bei der Hämophilie A mit ca. 30 % deutlicher häufiger als bei der Hämophilie B (3-10 % der Fälle) auf [9]. Neben der vorliegende Faktor VIII-Mutation und Familienanamnese spielen Art und Intensität der Faktortherapie sowie das Alter bei Beginn der Therapie eine wesentliche Rolle für das Auftreten von Inhibitoren. Durch Anpassung der Therapiemodalität und vermeiden von Risikosituationen wird versucht, das Inhibitorrisiko so gut wie möglich zu reduzieren.

Literatur

1. Kübelbeck A. X-chromosomal-rezessiver Erbgang (Vater) [online]. Available at: https://commons.wikimedia.org/wiki/File:X-chromosomal-rezessive-Vater.png#. Accessed 24.07.2023.

2. Blanchette VS, Key NS, Ljung LR, et al. Definitions in hemophilia: communication from the SSC of the ISTH. J Thromb Haemost 2014;12:1935-1939.

3. Mannucci PM, Tuddenham EG. The hemophilias – from royal genes to gene therapy. N Engl J Med 2001; 344:1773-1779.

4. Iorio A, Stonebraker JS, Chambost H, et al. Establishing the prevalence and prevalence at birth of hemophilia in males: A meta-analytic approach using national registries. Ann Intern Med 2019;171:540-546.

5. Srivastava A, Santagostino E, Dougall A, et al. WFH Guidelines for the Management of Hemophilia, 3rd edition. Haemophilia. 2020:26(Suppl 6):1-158.

6. Lane S. Haemorrhagic diathesis. Successful transfusion of blood. Lancet 1840;35(896):185-188.

7. Mannucci PM. Hemophilia therapy: the future has begun. Haematologica 2020;105:545-553.

8. Key NS, Negrier C. Coagulation factor concentrates: past, present, and future. Lancet 2007;370:439-448.

9. Male C, Andersson NG, Rafowicz A, et al. Inhibitor incidence in an unselected cohort of previously untreated patients with severe haemophilia B: a PedNet study. Haematologica 2021;106(1):123-129.

2. Gentherapie bei Hämophilie: Das Ende des Anfangs?

Hämophilie A und B sind X-chromosomal vererbte genetische Blutungsstörungen, verursacht durch einen Defekt in dem Gen, das für Gerinnungsfaktor VIII (FVIII) bzw. Faktor IX (FIX) codiert. Der Wert der Gerinnungsfaktor-Restaktivität ist prognostisch für den Schweregrad der Blutungsstörung. Diese wird nach ihrem Schweregrad in drei Phänotypen unterteilt: leicht (>5-40 %), moderat (1-5 %) und schwer (<1 %). Der aktuelle Behandlungsstandard sieht die regelmäßige Prophylaxe mit plasmatischem oder rekombinantem FVIII- oder FIX-Protein vor, womit man eine Aktivität des Gerinnungsfaktors von über 1 % aufrechterhalten und damit Blutungen verhindern und die Gelenkgesundheit der Patienten erhalten möchte. Bisher wurden Gerinnungsfaktoren mit verlängerter Halbwertzeit durch Fusion mit Albumin, der Fc-Region von IgG oder anderen Domänen (Fc-vWF-XTEN) und einem humanisierten bispezifischen Antikörper gegen Faktor IXa und Faktor X dafür eingesetzt, die Intervalle der Infusionen zu verlängern [1-4].

Diese Behandlungen haben die Lebensqualität der Patienten verbessert. Gleichwohl sind sie nicht kurativ, und es treten weiterhin schwerwiegende Blutungsereignisse auf. Zudem entwickeln etwa 20 bis 30 % der Patienten mit schwerer Hämophilie A und 3 % der Patienten mit Hämophilie B neutralisierende Antikörper gegen den aufgereinigten Gerinnungsfaktor, wodurch die Behandlung unwirksam wird [5]. Da die Hämophilie mit einem einzelnen Gendefekt verbunden ist, gilt sie seit jeher als ideale Zielerkrankung für Gentherapien. Darüber hinaus lässt sich ein schwerer Phänotyp selbst durch eine leichte Erhöhung der FVIII- oder FIX-Plasmakonzentrationen in einen moderaten Phänotyp verwandeln, was die Lebensqualität der Patienten deutlich verbessert.

Schon vor mehr als zwei Jahrzehnten zeigte die Gentherapie in präklinischen Tiermodellen ihr Potenzial für die Behandlung und dauerhafte Korrektur der Hämophilie [6-9]. Solche Erfolge machten die Hämophilie zu einem der Hauptkatalysatoren für das Feld der Gentherapie. In den letzten dreißig Jahren wurden zahlreiche gentherapeutische Strategien zur Erhöhung der FVIII- und FIX-Produktion eingehend erforscht. Man untersuchte unterschiedliche Vektortechnologien, darunter sowohl integrierende (wie retrovirale und lentivirale) Vektoren als auch nicht-integrierende Vektoren, insbesondere die rekombinanten Adeno-assoziiertes-Virus (AAV)-Vektoren. Integrierende Vektoren wurden im Kontext sowohl der lebergerichteten Gentherapie *in vivo* als auch *ex vivo* angewendet. Eine der attraktivsten Zielzellen für die *Ex-vivo*-Gentherapie sind hämatopoetische Stamm- und Vorläuferzellen (HSPC), die die Expression von Gerinnungsfaktoren in differenzierter Nachkommenschaft ermöglichen, wie z.B. myeloischen Zellen oder Thrombozyten. Diesen Ansätzen geht man nun in klinischen Phase-I/II-Studien an Patienten mit schwerer Hämophilie A nach. Grundlage dafür waren präklinische Studien an Maus- und Hundmodellen mit ermutigenden Ergebnissen [10-12]. Eine Langzeitexpression der Gerinnungsfaktoren ist aufgrund der stabilen genomischen Integration der therapeutischen Transgene in *bona fide* HSPC zu erwarten. Eine Herausforderung bei dieser Strategie ist jedoch die Notwendigkeit einer myeloablativen Konditionierung, um Platz in der Knochenmarknische zu schaffen und damit das Einbringen der künstlichen HSPC zu ermöglichen. Darüber hinaus existieren mancherlei Bedenken in Hinblick auf mögliche onkogene Risiken, die mit der zufälligen Vektorintegration verbunden sind.

Die größten Fortschritte wurden mit dem Einsatz von AAV-Vektoren erzielt, mit dem Ergebnis, dass in jüngster Zeit die ersten Gentherapeutika ihre Zulassung erhalten haben. Diese AAV-Vektoren kapseln ein FVIII- oder FIX-Transgen *downstream* von einem leberspezifischen Promotor ein. Die Transgene sind typischerweise Codon-optimiert, um ihre Translation zu maximieren. Da Adeno-assoziierte Viren in der Umwelt vorkommen, ist ein erheblicher Anteil der Humanpopulation ihnen bereits ausgesetzt worden, mit dem Ergebnis einer Seroprävalenz von neutralisierenden Antikörpern (nAb) von schätzungsweise 30 bis 60 % gegen unterschiedliche AAV-Serotypen. Darüber hinaus produzieren Menschen, die bereits eine AAV-Vektorinjektion erhalten haben, auch nAb, in der Regel um das "log"-Fache mehr, als wenn sie in Reaktion auf eine Umweltexposition erzeugt werden [13-15]. Diese Prävalenz bereits vorhandener AAV-nAb kann die Vektortransduktion einschränken und die Behandlung unwirksam machen. Eine Analyse ergab lang anhaltende nAb (±15 Jahre) gegen mehrere AAV-Serotypen in einer kleinen Kohorte mit den ersten Patienten mit schwerer Hämophilie B, die sich einer systemischen AAV2-hFIX-Vektorbehandlung unterzogen [16]. Besonders schwierig könnte es werden, die relativ hohen und anhaltenden AAV-nAb, die sich nach Verabreichung eines systemischen AAV-Vektors entwickeln, effektiv zu überwinden. Derzeit wird an neuen Strategien gearbeitet, um diese vorbestehenden nAb zu beseitigen oder zu umgehen [17].

Aktuell sind mehrere klinische Studien zur AAV-basierten Gentherapie gegen Hämophilie A oder B bereits abgeschlossen oder laufen noch. Die meisten klinischen Studien beschränken sich dabei auf AAV-seronegative Patienten mit mittelschwerer bis schwerer Hämophilie A oder B, die mindestens 18 Jahre alt sind und noch keine neutralisierenden Antikörper (Hemmkörper) gegen FVIII oder FIX entwickelt haben. Darüber hinaus sind das Vorliegen einer aktiven Hepatitis, eine chronische Hepatitis-C-Infektion, der allgemeine Leberzustand und in bestimmten Studien eine HIV-Infektion, selbst wenn sie gut kontrolliert ist, weitere Kriterien, die die Teilnahme an den Studien einschränken können. Es würde den Umfang dieses Reviews sprengen, alle Studien der letzten 2 Jahrzehnte zur Hämophilie-Gentherapie detailliert zu besprechen. Sie sind an anderer Stelle umfassend beschrieben [18-21]. Vielmehr soll sich dieser Review primär auf die neuesten klinischen Studien der Phase III konzentrieren, die zu den ersten Zulassungen von Gentherapien für Hämophilie A und B geführt haben und auf vorangegangenen klinischen Studien an Patienten mit schwerer Hämophilie aufbauten [16, 22-24]. Darüber hinaus werden wir einige Zukunftsaussichten für die Verwendung der Geneditierung zur Behandlung von erwachsenen und pädiatrischen Hämophilie-Patienten erörtern.

2.1. Klinische Phase-III-Studien zu AAV-Gentherapien für die Behandlung von Hämophilie A

Das *F8*-Gen hat eine codierende Sequenz von 7 kb (Kilobasen) und codiert für FVIII, das drei A-Domänen, eine B-Domäne und zwei C-Domänen besitzt. Aufgrund der geringen Packungskapazität der AAV-Vektoren (±4,7 kb) wurde in allen klinischen Studien zu Hämophilie A eine Codon-optimierte, B-Domänen-deletierte FVIII-Variante (BDD-FVIII) verwendet [25-29]. Durch diese Deletion der B-Domäne, die etwa 44 % der *F8*-cDNA umfasst, bleibt die Koagulationsaktivität erhalten, und die FVIII-Expression auf mRNA-Ebene wird sogar erhöht [30, 31]. Diese B-Domäne enthält 19 N-verknüpfte Glykosylierungsstellen. Wenn die B-Domäne teilweise deletiert wird und gleichzeitig mehrere N-verknüpfte Glykosylierungsstellen beibehalten werden, zeigt FVIII eine verbesserte Sekretionseffizienz, da sich der Transport vom endoplasmatischen Retikulum zum Golgi-Apparat verbessert [30].

Eine der bisher größten klinischen Phase-III-Studien für Gentherapien bei Hämophilie A ist die Studie zu *Valoctocogen roxaparvovec* von BioMarin (BMN 270). Es besteht aus einem AAV5-Vektor, der einen Hepatozyten-spezifischen Promotor *upstream* von einer den humanen BDD-FVIII codierenden Sequenz exprimiert [32, 33]. In diese einarmige, offene Phase-III-Studie wurden 134 Erwachsene männliche Patienten mit schwerer Hämophilie A (FVIII-Spiegel ≤1 IE/dl) aufgenommen. Diese Patienten hatten zuvor eine regelmäßige Prophylaxe mit exogenem FVIII erhalten und wiesen keine Anti-FVIII- oder Anti-AAV5-Antikörper in ihrer Vorgeschichte auf [34]. Alle Teilnehmer erhielten eine einzige Infusion mit *Valoctocogen roxaparvovec* (6×10^{13} Vektorgenome pro Kilogramm (vg/kg)) und wurden nach der Infusion zwei Jahre oder länger überwacht. Die FVIII-Aktivität wurde zu verschiedenen Zeitpunkten mit dem chromogenen (*chromogenic clotting assay*, CSA) bzw. dem einstufigen (*one-stage clotting assay*, OSA) Gerinnungs-Assay gemessen [34]. Bei 132 Teilnehmern erhöhte sich die mittlere chromogene FVIII-Aktivität von Baseline (1 IE/dl) zu Woche 104 um ein Mittel von 22,3 ± 29,7 IE/dl. Nach einem Follow-up von 1 und 2 Jahren zeigte sich bei 132 Teilnehmern eine mittlere Reduktion der annualisierten Blutungsrate (ABR) um 77,0 % und eine Reduktion der annualisierten Rate des FVIII-Verbrauchs um 98,2 % gegenüber Baseline, was für die Überlegenheit von *Valoctocogen roxaparvovec* im Vergleich zur prophylaktischen Anwendung von exogenem FVIII spricht [34]. Dennoch war in einer Untergruppe von 17 Patienten, die mindestens 2 Jahre vor Datenschluss Infusionen erhielten, ein Expressionsverlust von 40 % und ein anhaltender Rückgang der FVIII-Aktivität zwischen Jahr 1 und Jahr 2 nach der Infusion erkennbar, was mit den Ergebnissen einer 6-Jahres-Follow-up einer Phase-I/II-Studie zu BMN 270 mit sieben Teilnehmern [18]. Eine Erhöhung der Alanin-Aminotransferase (ALT)- und Aspartat-Aminotransferase (AST)-Werte zeigte sich auch bei 88,8 % bzw. 35,1 % aller Teilnehmer zwischen Jahr 1 und Jahr 2 nach der Infusion, ein Hinweis auf mögliche Probleme in Bezug auf die Lebersicherheit [34]. Durch Einsatz von Immunsuppressiva konnten die ALT- und AST-Spiegel der Patienten aber gesenkt werden. *Valoctocogen roxaparvovec* wurde (unter dem Markennamen *Roctavian*®) im August 2022 in der Europäischen Union und im Juni 2023 in den USA zugelassen [34].

Die Wirksamkeit und Sicherheit von *Giroctocogen fitelparvovec* (PF-07055480, frühere Bezeichnung SB-525), einem rekombinanten AAV2/6-Vektor, der BDD-FVIII exprimiert, wird derzeit in einer laufenden klinischen Phase-III-Studie (AFFINE-Studie) untersucht, nachdem die aktualisierten Daten des 3-Jahres-Follow-ups aus der Phase-I/II-Studie Alta veröffentlicht wurden. *Giroctocogen fitelparvovec* besitzt multifaktorielle Modifikationen am leberspezifischen Promoter, ein FVIII-Transgen, ein Polyadenylierungssignal und ein Vektor-Backbone [35]. In der Phase-I/II-Studie ALTA erhielten 11 erwachsene männliche Patienten mit schwerer Hämophilie A Infusionen mit *Giroctocogen fitelparvovec* in den vier aufsteigenden Dosen 9×10^{11} (n=2), 2×10^{12} (n=2), 1×10^{13} (n=2), und 3×10^{13} vg/kg (n=5), gefolgt von einem fast 3-jährigen Follow-up (Daten-Cutoff: 20. Mai 2022) [28]. Die mittlere FVIII-Aktivität bei den Patienten mit hoher Dosis erhöhte sich bis Woche-24 nach der Infusion auf 70,1 % gemäß CSA bzw. auf 104,8 % gemäß OSA. Bei der höchsten Dosis (3×10^{13} vg/kg; n=5) lag die mittlere zirkulierende FVIII-Aktivität in Woche 52 bei 42,6 % (7,8-122,3 %) und in Woche 104 bei 25,4 % (0,9-71,6 %), basierend auf einem chromogenen Assay [28]. Diese Aktivität sank jedoch allmählich auf 12,5 % (CSA) 1 Jahr nach Infusion und 22,9 % (OSA) 3 Jahre nach Infusion [28], in starker Entsprechung zu den Phase-III-Daten von Teilnehmern mit *Valoctocogen roxaparvovec* [34]. In dieser Kohorte mit hoher Dosis sank die annualisierte Blutungsrate 1 Jahr nach Infusion auf Null und verblieb über das gesamte 3-jährige Follow-up bei 0,9 [28]. Allerdings traten bei zwei Teilnehmern insgesamt 12 Blutungsereignisse auf. Bei 60 % bzw. 40 % der mit 3×10^{13} vg/kg behandelten Patienten wurden Erhöhungen der ALT- und AST-Werte festgestellt, die mit Kortikosteroiden behandelt wurden (Zeitraum: 7-135 Tage). In dieser Kohorte kam es bei einem Patienten 6 Stunden nach der Vektorinfusion zu schwerwiegenden Nebenwirkungen wie Hypotonie und Fieber, die am nächsten Tag vollständig abklangen. Weitere Untersuchungen zur Sicherheit und Wirksamkeit von *Giroctocogen fitelparvovec* werden derzeit in einer klinischen Phase-III-Studie an größeren Kohorten durchgeführt.

Bei der Betrachtung der langfristigen FVIII-Expression und -Aktivität bleiben jedoch einige Diskrepanzen bestehen. Der anscheinende langsame Rückgang der FVIII-Expression bei einigen Patienten widerspricht der für 10 Jahre stabilen FVIII-Expression, die in behandelten Hundmodellen mit schwerer Hämophilie A beobachtet wurde [36, 37]. Dieser Verlust der FVIII-Aktivität, der sich in beiden klinischen Studien, zu *Valoctocogen roxaparvovec* wie auch zu *Giroctocogen fitelparvovec*, zeigt, wurde auch an einigen Teilnehmern unter SPK-8011 (andere Bezeichnung Spark200) beobachtet [26]. Interessanterweise zeigten einige der Teilnehmer der Studie zu SPK-8011 bis zu 3 Jahre nach der Infusion relativ stabile FVIII-Expressionswerte [26]. Bemerkenswerterweise erhielten die mit SPK-8011 behandelten Teilnehmer 15- bis 120-mal niedrigere Vektordosen ($0{,}5\text{-}2\times10^{12}$ vg/kg) als die mit *Valoctocogen roxaparvovec* und die mit hochdosiertem *Giroctocogen fitelparvovec* behandelten Patienten (6×10^{13} bzw. 3×10^{13} vg/kg), ein Hinweis darauf, dass hohe Vektordosen und somit hohe FVIII-Konzentrationen möglicherweise ungünstig sind, weil sie zu einem allmählichen Rückgang der FVIII-Expression im Zeitverlauf führen.

Produkt	Sponsor	Vektor	Transgen	Dosis (vg/kg)	Phase	Studienpopulation	Status
Hämophilie A							
Valoctocogen roxaparvovec (Roctavian oder BMN 270)	BioMarin	AAV5	BDD-FVIII	6×10^{13}	III	Erwachsene männliche Patienten mit schwerer Hämophilie A	Aktiv, keine Rekrutierung
Giroctocogen fitelparvovec (PF-07055480 oder SB-525)	Pfizer	AAV2/6	BDD-FVIII	3×10^{13}	III	Erwachsene männliche Patienten mit mittelschwerer bis schwerer Hämophilie A	Aktiv, keine Rekrutierung
Hämophilie B							
Etranacogen dezaparvovec (Hemgenix oder AMT-061)	CSL Behring/ UniQure	AAV5	FIX-Padua	2×10^{13}	III	Erwachsene männliche Patienten mit mittelschwerer bis schwerer Hämophilie B	Aktiv, keine Rekrutierung
Fidanacogen elaparvovec (PF-0683435 oder SPK-9001)	Pfizer	AAV-LK05	FIX-Padua	5×10^{11}	III	Erwachsene männliche Patienten mit mittelschwerer bis schwerer Hämophilie B	Aktiv, keine Rekrutierung

Tab. 2.1: Übersicht der Phase-III-Studien zur Gentherapie der Hämophilie.

Produkt	Ergebnisse zur Wirksamkeit	Ergebnisse zur Sicherheit
Hämophilie A		
Valoctocogen roxaparvovec (Roctavian oder BMN 270)	Bei 132 Teilnehmern: • Erhöhung der mittleren chromogenen FVIII-Aktivität ggü. dem Ausgangswert (1 IE/dl) bis Woche 104 im Mittel um 22,3 ± 29,7 IE/dl • ABR-Reduktion von 77 % • 98,2 % geringerer Bedarf einer FVIII-Prophylaxe	Bei 132 Teilnehmern: • (17/132, 13 %) 40%iger Rückgang der Expression von FVIII und anhaltende Abnahme der FVIII-Aktivität zwischen 1 und 2 Jahren nach der Infusion • (117/132, 89 %) ALT-Erhöhung • (46/132, 35 %) AST-Erhöhung
Hämophilie B		
Etranacogen dezaparvovec (Hemgenix oder AMT-061)	Bei 54 Teilnehmern: • 6 Monate nach der Infusion betrug die mittlere FIX-Aktivität 39,0 % (OSA) bzw. 16,5 % (CSA), nach 18 Monaten 36,9 % (OSA) bzw. 19,7 % (CSA) und nach 36 Monaten: OCA: 38,6 IU/dl ±17,8 (Median 36.0; Range 4,8-80,3, n=48) (OSA) • ABR-Reduktion von 64 % • ≥95 % weniger Bedarf an FIX-Prophylaxe • Gesamtverbesserung der gesundheitsbezogenen Lebensqualität (HRQoL) um 21,5 %.	Bei 54 Teilnehmern: • (37/54, 69 %) 92 behandlungsbedingte Nebenwirkungen • (11/54, 20 %) ALT-Erhöhung • Keine Bildung von FIX-Inhibitoren
Fidanacogen elaparvovec (PF-0683435 oder SPK-9001)	Bei 45 Teilnehmern: • 6 Monate nach der Infusion betrug die mittlere FIX-Aktivität 27,7 %, nach 12 Monaten 25,5 % und nach 24 Monaten 25 % • ABR-Reduktion von 71 %	Bei 45 Teilnehmern: • (12/45, 22 %) ALT-Erhöhung

Tab. 2.2: Übersicht der Phase-III-Studien zur Gentherapie der Hämophilie.

Erhöhte ALT- und AST-Spiegel sind eine häufige behandlungsbedingte Nebenwirkung, die in allen klinischen Studien bei den meisten Teilnehmern beobachtet wurde. Diese erhöhten Werte sind oft die Folge einer zytotoxischen Immunreaktion auf das AAV-Capsid, wobei $CD8^+$-T-Zellen die AAV-Capsid-Peptide erkennen, die in einem Haupthistokompatibilitätskomplex-I (MHC-I)-abhängigen Signalweg durch transduzierte Hepatozyten präsentiert werden [38]. Würden die meisten transduzierten Hepatozyten von $CD8^+$-T-Zellen erkannt und somit eliminiert, so wäre ein Abfall der FVIII-Expression zu erwarten. Dieser wird häufig in klinischen Studien beobachtet, wobei eine Erhöhung der Transaminasen vorausgeht. Obwohl häufig durch Immunmodulation mit Glukokortikoiden behandelbar, war dies nicht immer erfolgreich im Hinblick auf die Dämpfung AAV-vermittelter Immunreaktionen, wie die neueste Phase-III-Studie zu *Valoctocogen roxaparvovec* zeigt. Hier hielten die Aminotransferase-Spiegel bei 29 % der Teilnehmer mehrere Monate bis sogar 2 Jahre nach der Infusion an, was auch ein Grund dafür sein könnte, dass bei 18 von 132 Teilnehmern (13,6 %) 2 Jahre nach Infusion keine FVIII-Aktivität mehr nachweisbar war [34, 39].

In den letzten Jahren wurde in mehreren klinischen Studien zu Gentherapien für Hämophilie A eine Diskrepanz zwischen der mit dem chromogenen und mit dem einstufigen Gerinnungs-Assay im Plasma gemessenen FVIII-Aktivität festgestellt. Der chromogene Assay misst nur die Produktion von aktiviertem Faktor X (FXA) und damit die Funktionalität des aktivierten FVIII (FVIIIa). Im Gegensatz dazu misst der einstufige Gerinnungs-Assay anhand der für die Blutgerinnung benötigten Zeit sowohl die Umwandlung des FVIII-Pro-Kofaktors in seinen aktiven Kofaktor-Zustand, messbar als FVIIIa, als auch seine Funktionalität im nachgelagerten Blutgerinnungsweg. Die mit dem einstufigen Gerinnungs-Assay gemessene Aktivität ist tendenziell 1,5 bis 1,8 Mal höher als die vom chromogenen Assay gemessene. Diese Diskrepanz zwischen den von den verschiedenen Assays gemessenen Aktivitäten muss bei der Analyse und dem Vergleich der Ergebnisse verschiedener klinischer Studien berücksichtigt werden. Trotz des klinischen Fortschritts und der jüngsten bedingten Zulassung von *Valoctocogen roxaparvovec* in Europa müssen wesentliche Fragen in Bezug auf die Stabilität der FVIII-Expression und die hohe Variabilität zwischen Patienten weiterhin geklärt werden.

2.2. Klinische Phase-III-Studien zu AAV-Gentherapien für die Behandlung von Hämophilie B

Im Vergleich zum *F8*-Gen weist das *F9*-Gen eine kleinere codierende Sequenz von ca. 1,6 kb auf, die leicht in einen AAV-Vektor passt. Erste klinische Studien wurden mit humanem Wildtyp- oder Codon-optimiertem FIX durchgeführt, in den meisten Fällen mit dem Ergebnis einer stabilen FIX-Expression [21, 40-42]. Die FIX-Aktivität variierte jedoch zwischen 2 und 5 % des Normalwerts, was eine nur minimale phänotypische Korrektur bewirkte und in einigen Fällen spontane und traumainduzierte Blutungen nicht verhinderte. Darüber hinaus führten die teilweise hohen Vektordosen zu Leberentzündungen und Hepatotoxizität. Daher war es wichtig, die Vektordosis zu senken, um eine mögliche Leberentzündung zu vermeiden, während gleichzeitig eine hohe therapeutische Wirksamkeit erzielt werden sollte. Ein bedeutender Durchbruch kam mit der Entdeckung der natürlich vorkommenden FIX-R338L-Padua-Missense-Mutation bei thrombophilen Patienten [43]. Diese FIX-Variante zeigte eine etwa 8-fache Erhöhung der spezifischen Aktivität im Vergleich zu humanem Wildtyp-FIX und damit eine robustere Blutgerinnung. Wir haben gezeigt, dass eine lebergerichtete Gentherapie bei Hämophilie-B-Mäusen zu einer 5- bis 10-fach höheren Wirksamkeit führte, während Dr. Varruda und Kollegen die Überlegenheit nach einer muskelgerichteten Gentherapie mit AAV aufzeigten [44, 45]. Außerdem zeigten wir und Kollegen die Überlegenheit von FIX-Padua nach einer AAV-basierten lebergerichteten Gentherapie in präklinischen Tiermodellen ohne ein erkennbar erhöhtes immunogenes oder thrombogenes Risiko [46-49]. Diese Erkenntnisse ebneten den Weg für klinische Studien auf der Grundlage dieses hyperfunktionalen FIX-Padua, das zum Goldstandard für klinische Studien zu Gentherapien für Hämophilie B wurde.

Die Phase-III-Studie HOPE-B zu *Etranacogen dezaparvovec*, einem AAV5-Vektor, der Codon-optimiertes humanes FIX-Padua trägt, zeigte überlegene Ergebnisse in Bezug auf die annualisierte Blutungsrate und das Sicherheitsprofil. In dieser von uniQure und CSL Behring finanzierten Studie erhielten 54 erwachsene männliche Patienten mit Hämophilie B (mittelschwer n=10; schwer n=44) mit FIX-Aktivität ≤2 % des Normalwerts Infusionen in einer Dosis von 2×10^{13} vg/kg und wurden über ≥52 Wochen auf unerwünschte Wirkungen, FIX-Aktivität, ABR und FIX-Prophylaxe hin beobachtet [50, 51]. Darüber hinaus wurde die gesundheitsbezogene Lebensqualität (HRQoL), gemessen anhand des Hämophilie-spezifischen Tools Hem-A-QoL, jeweils 6 und 12 Monate nach der Infusion beurteilt. Anzumerken ist, dass 21 der 54 Patienten bereits vorbestehende AAV5-neutralisierende Antikörper hatten. Ein Patient erhielt nicht die vollständige Dosis und wurde aus der Studie ausgeschlossen. Ein anderer Studienteilnehmer sprach aufgrund eines hohen Titers neutralisierender Antikörper (nAb=3212) nicht auf die Behandlung an. Sechs Monate nach Infusion wurde eine mittlere FIX-Aktivität von 39,0 % (OSA) bzw. 16,5 % (CSA) erreicht, die bis zum primären Wirksamkeitsendpunkt nach 18 Monaten mit 36,9 % (OSA) bzw. 19,7 % (CSA) aufrechterhalten werden konnte. Vor Kurzem wiesen Pipe und Kollegen 36 Monate nach Infusion eine mittlere FIX-Aktivität von 36,7 % (OSA) nach und berichteten über keine klinisch bedeutsame Korrelation zwischen dem AAV5-nAb-Titer und der FIX-Aktivität über die gesamte Studiendauer [52]. 96 % (52/54) aller Teilnehmer konnten die bisherige Prophylaxe beenden. Lediglich 1 Patient begann nach 30 Monaten erneut mit einer Prophylaxe. Gegenüber der Lead-in-Phase mit FIX-Prophylaxe zeigten die Teilnehmer eine Reduktion der annualisierten Blutungsrate um 64 % und eine Reduktion des Bedarfs an FIX-Prophylaxe um ≥95 %, was die statistische Überlegenheit von *Etranacogen dezaparvovec* gegenüber der FIX-Prophylaxe belegt. Darüber hinaus zeigte sich bei diesen Teilnehmern eine allgemeine Verbesserung von 21,5 % in der HRQoL. In der Sicherheitsbeurteilung wurden 92 behandlungsbedingte unerwünschte Wirkungen bei 37 Teilnehmern festgestellt. Vierundsiebzig der 92 Ereignisse (80,4 %) waren mild [50, 51]. Bei elf Studienteilnehmern (20 %) traten erhöhte ALT-Werte auf, die vorwiegend als leichte oder mittelschwere unerwünschte Ereignisse eingestuft wurden. Neun dieser 11 Teilnehmer erhielten über einen mittleren Zeitraum von 79,8 Tagen (Range 51 bis 130 Tage) eine Glukokortikoid-Behandlung, woraufhin die ALT-Spiegel bei stabiler FIX-Expression zurückgingen. Außerdem entwickelten sich bei keinem Teilnehmer FIX-Hemmkörper [50]. Diese klinische Studie erbrachte den Nachweis einer stabilen FIX-Expression, erhöhten Eignung der Patienten selbst bei niedrigen/moderaten Anti-AAV5-nAb (d.h. Einschluss von AAV-nAb) und eines insgesamt akzeptablen Sicherheitsprofils. Vor Kurzem wurde *Etranacogen dezaparvovec* unter dem Markennamen *Hemgenix®* in den USA und der Europäischen Union zugelassen.

Eine weitere klinische Phase-III-Studie mit dem Namen BENEGENE-2 untersucht derzeit die Wirksamkeit und Sicherheit von *Fidanacogen elaparvovec* (auch als SPK-9001 oder PF-06838435 bezeichnet). In dieser von Pfizer gesponserten Studie erhielten 45 AAV (Rh74var)-seronegative männliche Patienten mit mittelschwerer bis schwerer Hämophilie B unter Kontrolle des leberspezifischen Apolipoproteins E (ApoE)-Enhancers bzw. des α1-Antitrypsin (hAAT)-Promoters (ApoE/hAAT) Injektionen eines AAV5-Vektors mit 5×10^{11} vg/kg, der für humanes FIX-Padua codiert. Eine stabile FIX-Aktivität von 27,7 %, 25,5 % bzw. 25,0 % wurde 6, 12 bzw. 24 Monate nach der Infusion beobachtet [53], ebenso eine Reduktion der ABR um 71 % [54], womit der primäre Endpunkt erfüllt war. 13 % (6/45) der Teilnehmer nahmen im Verlauf der ersten 21 Monate wieder eine Prophylaxe auf. Das Sicherheitsprofil war konsistent mit den Ergebnissen der vorherigen Phase-I/II-Prüfungen. Bei 26,6 % der Teilnehmer wurden erhöhte ALT-Konzentrationen berichtet, die mit Glukokortikoiden kontrolliert werden konnten (im Mittel 107,5 Tage; Range 41-228 Tage). Wenngleich diese Studie noch läuft, belegen die Zwei-Jahres-Daten eine stabile Transgen-Expression und Sicherheit – eine hohe Konsistenz mit den Daten aus der Studie HOPE-B [55].

Im Gegensatz zu klinischen Studien mit Gentherapien für Hämophilie A zeigen diese beiden Phase-III-Studien, dass die FIX-Expressionswerte relativ stabil sind und im Zeitverlauf nicht abnehmen – vorausgesetzt, die transduzierten Hepatozyten werden nicht durch eine Immunreaktion eliminiert. Wie bei den meisten Studien zu Gentherapeutika wurden erhöhte Transaminasen beobachtet, die mit Glukokortikoiden behandelt werden konnten, während die FIX-Konzentration stabil blieb. Es stellt sich jedoch weiterhin die Frage, ob diese Expression über die folgenden Jahrzehnte stabil bleibt. Die Eignung der Patienten ist ein Faktor, den es weiterhin bei allen AAV-Gentherapien zu verbessern gilt. Bemerkenswert ist, dass die AAV5-seronegativen und die AAV5-seropositiven Teilnehmer in der Studie HOPE-B ähnliche FIX-Aktivität zeigten, was belegt, dass AAV-seropositive Patienten unterhalb eines bestimmten AAV-nAb-Schwellenwerts dennoch auf die AAV-Gentherapie ansprechen. Keiner der Teilnehmer in beiden Studien entwickelte nAb gegen FIX-Padua oder thrombotische Komplikationen. Dies entsprach auch den präklinischen Daten [56, 57], die darauf hinwiesen, dass die Hepatozyten-Expression eines Transgens eine Toleranz für Transgenproteine induziert. Es wurden wie bei den FVIII-Aktivitäts-Assays einige Diskrepanzen zwischen dem chromogenen FIX-Gerinnungs-Assay und dem einstufigen Gerinnungs-Assay beobachtet, wobei Letzterer eine höhere Aktivität anzeigte. Die Unterschiede zwischen den beiden Assays sind jedoch nicht spezifisch für das in der Gentherapie eingeführte FIX-Padua, sondern wahrscheinlich auf die inhärente Biochemie des Padua-Proteins zurückzuführen. Obgleich die angezeigte FIX-Aktivität variiert, besteht eine Korrelation zwischen den Assays [58].

2.3. Geneditierung

Die mit den AAV-Vektoren eingeführten FVIII- oder FIX-Transgene bleiben vorwiegend episomal. Die Hepatozyten zeigen bei Erwachsenen einen nur langsamen Zellumsatz, weshalb erwartet wird, dass die nicht-integrierten Transgene bei der Zellteilung verdünnt werden. Dies resultiert in einer gewissen Unsicherheit darüber, ob sich mit dem Einsatz von AAV-Vektoren überhaupt eine lebenslange FVIII- oder FIX-Expression erreichen lässt. Pädiatrische Patienten sind die ideale Zielpopulation für die Entwicklung einer Gentherapie, da man sie noch vor dem Auftreten von Gelenkblutungen, Arthropathie und anderen Hämophilie-bedingten Komplikationen behandeln kann. Da die Hepatozyten bei pädiatrischen Patienten jedoch schnell proliferieren, wird erwartet, dass die AAV-Verabreichung bei dieser spezifischen Patientengruppe zu einer vorübergehenden Gerinnungsfaktor-Expression führen würde. Daher schließen die aktuellen AAV-basierten gentherapeutischen Strategien für Hämophilie pädiatrische Patienten aus. Aufgrund ihrer Neigung zur stabilen genomischen Integration werden daher lentivirale Vektoren als Alternative zu AAV bei der lebergerichteten Gentherapie (von Erwachsenen wie Kindern) [44, 59, 60] oder ein *Ex-vivo*-Engineering von hämatopoetischen Stamm-/Vorläuferzellen in Betracht gezogen [10-12].

Es besteht jedoch ein potenzielles Sicherheitsrisiko im Zusammenhang mit dem quasi-zufälligen Integrationsmuster dieser Vektoren. Dieses könnte unter Umständen zur Aktivierung von Onkogenen oder Inaktivierung von Tumorsuppressorgenen führen, wenngleich sich dieses Risiko durch ein sorgfältiges Vektordesign deutlich reduzieren lässt [61].

Im Idealfall wird eine effiziente zielgerichtete Integration bevorzugt, basierend auf der Integration der FVIII- oder FIX-Transgene in einen so genannten "*Safe Harbor*"-Locus im Genom oder auf der Editierung der defekten endogenen FVIII- oder FIX-Gene selbst. Auf Geneditierung basierende Ansätze zur Hämophilie-Behandlung erfordern das Herbeiführen gezielter Doppelstrangbrüche (DSB) im Genom und die anschließende Insertion oder Korrektur einer Kopie des Gens an dieser Stelle. Im Kontext von Gentherapien für Hämophilie werden diese DSB entweder unter Anwendung von ZFN (Zinkfinger-Nuklease)-basierten Strategien oder CRISPR/Cas-Technologien induziert. ZFN konnten bei direkter Verabreichung in die Mausleber DSB am gewünschten Genomlocus induzieren, und bei gemeinsamer Abgabe mit einem Gen-gerichteten Vektor mit geeignetem Design war eine Genersetzung am ZFN-spezifischen Locus sowohl durch homologiegerichtete als auch durch homologieunabhängige gezielte Geninsertion möglich [62, 63].

Es wurde zunächst an hämophilen Mäusen der Machbarkeitsnachweis erbracht, dass sich die Hämophilie durch Geneditierung mit ZFN teilweise korrigieren ließ, was selbst bei induzierter Hepatozyten-Proliferation aufrechterhalten wurde. Basierend auf diesen präklinischen Studien wurde anschließend eine klinische Studie an Patienten mit schwerer Hämophilie B durch ZFN-basierte Geneditierung durchgeführt [64, 65]. Diese Phase-I/II-Studie wurde jedoch abgebrochen.

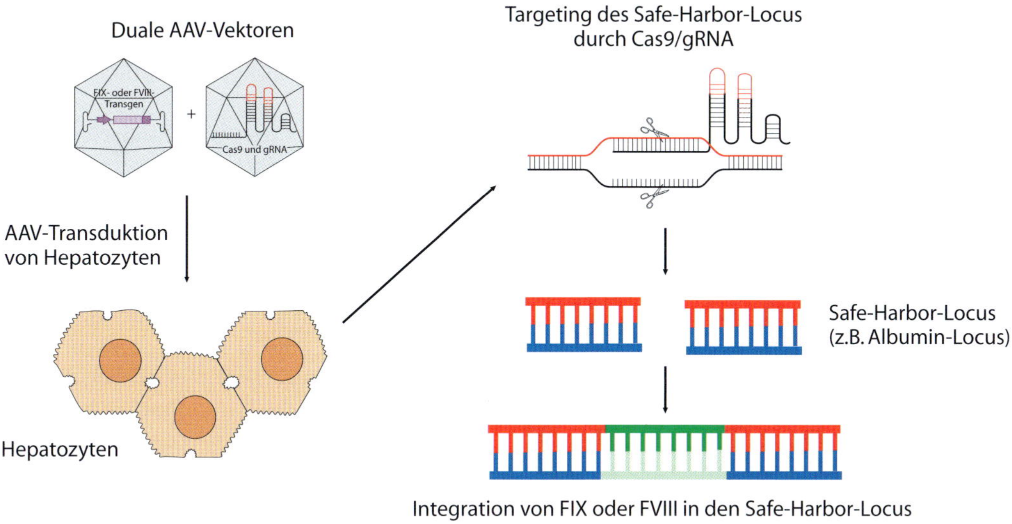

Abb. 2.1: Zur Transduktion von Hepatozyten wird ein duales AAV-Vektorsystem verwendet (mit Verpackung von FIX/FVIII-TRansgen, Cas9 und gRNA). Es erfolgt ein Targeting des Safe Harbor-Locus (z.B. Albumin-Locus) durch Cas9 und gRNA, wodurch die Integration des FIX- bzw. FVIII-Transgens ermöglicht wird.

Auf Grundlage dieser Methode wurden zwei über AAV eingebrachte ZFN-Moleküle entwickelt, die auf den Albumin-Locus als sichere Zielstelle gerichtet sind und damit die Insertion eines Spender-DNA-Moleküls ermöglichen sollten. Letzteres wird von einem anderen AAV-Vektor geliefert, der eine korrekte Kopie der FIX-cDNA *downstream* zum Albumin-Promotor trägt. Demzufolge erfordert eine effektive Geneditierung das Vorhandensein dieser drei verschiedenen Konstrukte in jeder transduzierten Zelle. Leider konnte bei dem behandelten Teilnehmer mit Hämophilie B der Gebrauch des Faktor-IX-Konzentrats nicht reduziert werden, und die Genom-Editierung war nicht beurteilbar. Diese Strategie der Geneditierung bedarf also weiterer Optimierung, bevor eine nachhaltige phänotypische Korrektur letztlich realisiert werden kann.

Es gibt mehrere Berichte, die das Potenzial von CRISPR/Cas für die Geneditierung bei Hämophilie A oder B als Alternative zu ZFN belegen. In solchen Fällen wurde entweder das defekte Gerinnungsfaktorgen selbst *in situ* korrigiert, oder der Albumin-Locus wurde als sichere Zielstelle verwendet, wobei der leistungsstarke Albumin-Promotor zur Erhöhung von FVIII oder FIX gewählt wurde. In diesen Studien untersuchte man verschiedene Typen von Cas-Varianten und Gentransfermethoden (AAV, adenovirale, hydrodynamische Transfektion) [66-75].

In der Regel lassen sich anhaltende Gerinnungsfaktorwerte und eine zumindest partielle Korrektur der hämorrhagischen Diathese erreichen, selbst bei Neugeborenen oder unter Bedingungen einer induzierten Hepatozyten-Proliferation. FIX-Konzentrationen im physiologischen Bereich oder darüber können stattdessen durch Verwendung von Codon-optimiertem FIX-Padua erreicht werden.

Auch wenn CRISPR/Cas erforderlich ist, um die Effizienz der Genausrichtung zu erhöhen, zeigen andere Studien, dass das Targeting auch ohne Induktion von DSB möglich ist. Insbesondere integrierten Barzel et al. ein promoterloses humanes FIX-Gen upstream vom Albumin-Stopp-Codon und erreichten damit eine Integrationsfrequenz von ca. 0,5 % und FIX-Konzentrationen von bis zu 20 % oder sogar supraphysiologische Konzentrationen bei Neugeborenen [76, 77].

Fazit

Die Zulassung der ersten Gentherapeutika, namentlich *Roctavian*® von BioMarin (*Valoctocogen roxaparvovec*) für Hämophilie A und *Hemgenix*® von CSL Behring/uniQure (*Etranacogen dezaparvovec*) für Hämophilie B, läutet eine neue Ära in der Behandlung von Patienten mit schwerer Hämophilie ein. Nicht nur bildet sie einen wichtigen Meilenstein in der Behandlung der Hämophilie, sondern sie ist auch ein wichtiger Schritt in unserem Kampf gegen Krankheiten und menschliches Leiden generell mit potenziell umfassenderen Auswirkungen auf das gesamte medizinische Gebiet. Weitere Phase-III-Studien zur Gentherapie für Hämophilie A oder B laufen noch und basieren auf unterschiedlichen Vektordesigns, Capsiden und/ oder Herstellungsmethoden. Die verfügbaren Daten aus diesen Studien sind insofern ermutigend, als sich therapeutische FVIII- oder FIX-Spiegel erreichen lassen, die mit der Reduktion des Faktorverbrauchs und der Blutungshäufigkeit aus den früheren Pivot-Studien für die zugelassenen Produkte konsistent sind. Ohne AAV-Standards und Direktvergleiche zwischen Vektortiter und -qualität fällt ein Vergleich zwischen den Dosis-Wirkungs-Beziehungen in diesen unterschiedlichen klinischen Studien schwer. Dessen ungeachtet kann man den Eindruck gewinnen, dass in einigen Studien wesentlich niedrigere Vektordosen erforderlich waren, um vergleichbare klinische Nutzen und Faktorspiegel zu erzielen. Grund dafür könnten Unterschiede in den Vektordesigns, Capsiden und/oder den Herstellungsmethoden sein.

Trotz dieses Fortschritts liegen noch weitere Herausforderungen vor uns, und der gegenwärtige Stand der Dinge lässt sich vielleicht am besten mit dem Zitat von Sir Winston Churchill zusammenfassen: "*Das ist jetzt nicht das Ende. Es ist nicht einmal der Anfang vom Ende. Aber es ist vielleicht das Ende des Anfangs*" (London, 10. November 1942). Eine der wesentlichen Herausforderungen, die es zu bewältigen gilt, ist die hohe Variabilität zwischen den behandelten Patienten, die zu einer erheblichen Variation der FVIII- oder FIX-Spiegel nach der Gentherapie führt. Die genauen Gründe für diese Variationen sind noch nicht vollständig bekannt, sie könnten aber auf Unterschiede in Bezug auf Vektoreintritt, intrazelluläres Trafficking, Regulierung der FVIII- oder FIX-Expression selbst und/oder Immunmechanismen zurückzuführen sein. Bemerkenswert ist, dass in einer früheren AAV-basierten gentherapeutischen Studie zu Hämophilie B hohe stabile FIX-Expressionswerte mit einem Polymorphismus im IL-6-Gen assoziiert waren, wenngleich formal keine Ursache-Wirkungs-Beziehung hergestellt werden konnte [78].

Adaptive und angeborene Immunmechanismen spielten wahrscheinlich eine Rolle bei der Vektordosis-abhängigen Transaminitis, die in allen Studien zu Hämophilie-Gentherapien häufig beobachtet wird. Zur genaueren Analyse dieser Mechanismen ist jedoch weitere Forschung erforderlich. Obwohl die kurzzeitige immunsupprimierende Behandlung mit Kortikosteroiden bei vielen Studienteilnehmern zur Stabilisierung der Faktorexpression beitrug, war sie nicht immer wirksam und löste die bekannten Nebenwirkungen aus. Daher ist es wichtig, weiterhin an Strategien zu arbeiten, die durch fortgeschrittene Vektor- und Transgen-Technologie eine weitere Reduzierung der Vektordosen ermöglichen, ohne dabei die Gesamtwirksamkeit zu beeinträchtigen. So haben wir beispielsweise vor Kurzem ein neues biotechnologisch entwickeltes Transgen (in Zusammenarbeit mit Dr. Blouse und Kollegen) mit der Bezeichnung CB 2679d-GT getestet, das eine verbesserte katalytische Aktivität, Affinität für aktiviertes FVIII und Resistenz gegenüber Antithrombin-Inhibition aufweist [79]. Dieses neuartige Transgen zeigte eine deutlich bessere Leistung als FIX-Padua und ermöglicht die weitere Reduktion der AAV-Vektordosis bei gleichzeitiger Verbesserung der therapeutischen Wirksamkeit, was es zu einem potenziell attraktiven Kandidaten für zukünftige klinische Studien macht.

Ein weiteres ungelöstes Problem betrifft die scheinbar unterschiedlichen Ergebnisse in den Studien zu Hämophilie A bzw. B, in denen die FVIII-Expression weniger stabil als die von FIX zu sein scheint. Obwohl noch unklar, wurden mehrere Mechanismen vorgeschlagen, die diesen Rückgang der FVIII-Aktivität erklären könnten, unter anderem folgende: (i) ein Silencing des *F8*-Gens, (ii) eine FVIII-vermittelte Reaktion gegen fehlgefaltete Proteine, (iii) eine unerkannte Immunreaktion gegen transduzierte Zellen (gegen AAV-Capsid und/ oder FVIII) oder (iv) durch die Herstellungsmethode des Vektors bedingte Vektormerkmale [80-85]. Ein Targeting der FVIII-Expression bei Endothelzellen, den natürlicherweise FVIII-produzierenden Zellen, kann möglicherweise einige dieser Probleme überwinden, die durch FVIII-Überexpression in ektopischen Zelltypen wie Hepatozyten verursacht werden.

Trotz des Nachweises einer mehrjährigen Expression an kleinen und großen Tiermodellen und in Phase-III-Studien an Patienten mit Hämophilie A und B ist noch nicht sicher, ob die AAV-Gentherapie zu einer lebenslangen Expression der Gerinnungsfaktoren führen wird. Die Geneditierung kann daher neue Perspektiven bieten, die letztendlich zu einer *bona fide* Heilung führen könnten. Angesichts der enttäuschenden Ergebnisse der vorherigen Studien zur ZFN-basierten Geneditierung für Hämophilie wäre es jedoch vorzuziehen, präklinische Studien an großen Tiermodellen zuerst mit den neuesten Fortschritten der CRISPR-Technologie durchzuführen. CRISPR-basierte Studien an Mausmodellen basieren in der Regel auf AAV als Vektor, um die CRISPR/Cas-Komponenten zu verabreichen. Ihre verlängerte Expression erhöht jedoch das Risiko potenzieller *Off-target*-Ereignisse oder DSB-induzierter Nebenwirkungen wie z.B. Chromothripsis oder p53-vermittelte Reaktionen mit Schädigung der DNA [86, 87].

Daher ist es immer noch erforderlich, effiziente Ansätze zur nicht-viralen Genbereitstellung zu entwickeln, bei denen die CRISPR/Cas-Komponenten zusammen mit der Spendervorlage in die gewünschten Zielzellen eingebracht werden. Im Idealfall wäre ein "*Hit-and-Run*"-Ansatz vorzuziehen, bei dem die CRISPR/Cas-Komponenten nur innerhalb eines kritischen Fensters in dem sie für eine Geneditierung erforderlich sind in den transfizierten Zellen vorhanden wären. Und schließlich kann nicht ausgeschlossen werden, dass die Expression des bakteriellen Cas9-Proteins oder seiner Derivate und Orthologa eine unerwünschte Immunreaktion herbeiführen kann, die zur Eliminierung der geneditierten Zellen führt [88].

Ob die Geneditierung bei Hämophilie letztendlich ihr Versprechen erfüllen und einige der Herausforderungen konventioneller Gentherapien trotz der "bekannten Unbekannten" und "unbekannten Unbekannten" meistern wird, ist derzeit noch sehr ungewiss und kann nur durch umfassende evidenzbasierte präklinische Studien und sorgfältig gewählte Studiendesigns zumindest ansatzweise geklärt werden.

Literatur

1. Peyvandi F, Garagiola I, Young G. The past and future of haemophilia: diagnosis, treatments, and its complications. The Lancet. 2016;388(10040):187-197.

2. Oldenburg J. Optimal treatment strategies for hemophilia: achievements and limitations of current prophylactic regimens. Blood. 2015;125(13):2038-2044.

3. Lillicrap D. Bispecific antibody therapy in hemophilia. N Engl J Med. 2017;377(9):884-885.

4. VandenDriessche T, Tatsumi K, Shima M. Should patients with haemophilia receive gene therapy? Lancent Haematol. 2022;9(10):722-723.

5. Dimichele D. Inhibitors: resolving diagnostic and therapeutic dilemmas. Haemophilia. 2002;8(3):280-287.

6. Evens H, Chuah MK, VandenDriessche T. Haemophilia gene therapy: from trailblazer to gamechanger. Haemophilia. 2018;24:50-59.

7. Hasbrouck NC, High KA. AAV-mediated gene transfer for the treatment of hemophilia B: problems and prospects. Gene Ther. 2008;15:870-875.

8. High KA. The gene therapy journey for hemophilia: are we there yet? Blood. 2012;120(23):4482-4487.

9. Nathwani AC, Davidoff AM, Tuddenham EGD. Prospects for gene therapy of haemophilia. Haemophilia. 2004;10:309-318.

10. Shi QZ, Kuether EL, Chen YY, et al. Platelet gene therapy corrects the hemophilic phenotype in immunocomprised hemophilia A mice transplanted with genetically manipulated human cord blood stem cells. Blood. 2014;123(3):395-403.

11. Doering CB, Denning G, Shields JE, et al. Preclinical development of a hematopoietic stem and progenitor cell bioengineered factor VIII lentiviral vector gene therapy for hemophilia A. Hum Gene Ther. 2018;29(10): 1183-1201.

12. Du LM, Nurden P, Nurden AT, et al. Platelet-targeted gene therapy with human factor VIII establishes haemostasis in dogs with haemophilia A. Nat Commun. 2013;4: 2773.

13. Calcedo R, Vandenberghe LH, Gao G, Lin J, Wilson JM. Worldwide epidemiology of neutralizing antibodies to adeno-associated viruses. J Infect Dis. 2009;199(3): 381-390.

14. Boutin S, Monteilhet V, Veron P, et al. Prevalence of serum IgG and neutralizing factors against adeno-associated virus (AAV) types 1, 2,5, 6, 8, and 9 in the healthy population: implications for gene therapy using AAV vectors. Hum Gene Ther. 2010;21(6):704-712.

15. Klamroth R, Hayes G, Andreeeva T, et al. Global seroprevalence of pre-existing immunity against AAV5 and other AAV serotypes in people with hemophilia A. Hum Gene Ther. 2022;33(7-8):32-41.

16. George LA, Ragni MV, Rasko JEJ, et al. Long-term follow-up of the first in human intravascular delivery of AAV for gene transfer: AAV2-hFIX16 for severe hemophilia B. Mol Ther. 2020;28:2073-82.

17. Weber T. Anti-AAV antibodies in AAV gene therapy: current challenges and possible solutions. Front Immunol. 2021;12:658399.

18. Samelson-Jones BJ, George LA. Adeno-associated virus gene therapy for hemophilia. Annu Rev Med. 2023; 74:231-247.

19. Perrin GQ, Herwog RW, Markusic DM. Update on clinical gene therapy for hemophilia. Blood. 2019; 133(5):407-414.

20. Nienhuis AW, Nathwani AC, Davidoff AM. Gene therapy for hemophilia. Mol Ther. 2017;25(5):1163-1167.

21. Nathwani AC, Reiss UM, Tuddenham EGD, et al. Long-term safety and efficacy of factor IX gene therapy in hemophilia B. New Engl J Med. 2014;371(21):1994-2004.

22. George LA, Sullivan SK, Giermasz A, et al. Hemophilia B gene therapy with high-specific-activity factor IX variant. N Engl J Med. 2017;377(23):2215-2227.

23. Rangarajan S, Walsh L, Lester W, et al. AAV5-factor VIII gene transfer in severe hemophilia A. N Engl J Med. 2017;377:2519-2530.

24. Pasi KJ, Rangarajan S, Mitchell N, et al. Multiyear follow-up of AAV5-hFVIII-SQ gene therapy for hemophilia A. N Engl J Med. 2020;382(1):29-40.

25. George LA, Monahan PE, Eyster E, et al. Multiyear factor VIII expression after AAV gene transfer for hemophilia A. N Engl J Med. 2021;385:1961-1973.

26. George LA, Ragni MV, Samelson-Jones BJ, et al. Spk-8011: preliminary results from a phase 1/2 dose escalation trial of an investigational AAV-mediated gene therapy for hemophilia A. Blood. 2017;130(suppl. 1):604.

27. Giermasz A, Visweshwar N, Harrington TJ, et al. Updated results of the Alta Study, a phase 1/2 study of giroctocogene fitelparvovec (PF-07055480/SB-525) gene therapy in adults with severe hemophilia A. Blood. 2022; 140(Suppl. 1):7776-7777.

28. Leavitt AD, Konkle BA, Stine KC, et al. Giroctocogene fitelparvovec gene therapy for severe hemophilia A: 104-week analysis of the Phase 1/2 Alta study. Blood. October 2023

29. Ward NJ, Buckley SM, Waddington SN, et al. Codon optimization of human factor VIII cDNAs leads to high-level expression. Blood. 2011;117(3):798-807.

30. Croteau SE, Wang M, Wheeler AP. 2021 clinical trials update: Innovations in hemophilia therapy. Am J Hematol. 2021;96:128-144.

31. Miao HZ, Sirachainan N, Palmer L, et al. Bioengineering of coagulation factor VIII for improved secretion. Blood. 2004;103:3412-3419.

32. Ozelo MC, Mahlangu J, Pasi KJ, et al. Valoctocogene roxaparvovec gene therapy for hemophilia A. N Engl J Med. 2022;386:1013-1025.

33. Bunting S, Zhang L, Xie L, et al. Gene therapy with BMN 270 results in therapeutic levels of FVIII in mice and primates and normalization of bleeding in hemophilic mice. Mol Ther. 2018;26:694-705.

34. Mahlangu J, Kaczmarek R, von Drygalski A et al. Two-year outcomes of valoctocogene roxaparvovec therapy for Hemophilia A. N Engl J Med. 2023;388(8): 694-705.

35. National Hemophilia Foundation. FDA places the Pfizer/Sangamo Therapeutic phase 3 AFFINE haemophilia A gene therapy study on clinical hold. 2021. Available from: https://www.hemophilia.org/news/fda-places-the-pfizersangamo-therapeutics-phase-3-affine-haemophilia-a-gene-therapy-study-on-clinical-hold [last accessed: 06/07/2023].

36. Nguyen GN, Everett JK, Kafle S, et al. A long-term study of AAV gene therapy in dogs with hemophilia A identifies clonal expansions of transduced liver cells. Nat Biotechnol. 2021;39(1):47-55.

37. Batty P, Mo AM, Hurlbut D, et al. Long-term follow-up of liver-directed, adeno-associated vector-mediated gene therapy in the canine model of hemophilia A. Blood. 2022;140(25):2672-2683.

38. Mingozzi F, Maus MV, Hui DJ, et al. CD8+ T-cell responses to adeno-associated virus capsid in humans. Nat Med. 2007;13(4):419-422.

39. Lindsey A, George MD. Hemophilia a gene therapy – Some answers, more questions. N Engl J Med. 2023;388: 761-763.

40. Manno CS, Pierce GF, Arruda VR, et al. Successful transduction of liver in hemophilia by AAV-Factor IX and limitations imposed by the host immune response. Nat Med. 2006;12(3):342-47.

41. Nathwani AC, Tuddenham EG, Rangarajan S, et al. Adenovirus-associated virus vector-mediated gene transfer in hemophilia B. N Engl J Med. 2011;365(25): 2357-65.

42. Miesbach W, Meijer K, Coppens M, et al. Gene therapy with adeno-associated virus vector 5–human factor IX in adults with hemophilia B. Blood. 2018;131(9): 1022-1031.

43. Simioni P, Tormene D, Tognin G, et al. X-linked thrombophilia with a mutant factor IX (factor IX Padua). N Engl J Med. 2009;361:1671-1675.

44. Cantore A, Nair N, Della Valle P, et al. Hyperfunctional coagulation factor IX improves the efficacy of gene therapy in hemophilic mice. Blood. 2012;120:4517-4520.

45. Finn JD, Nichols TC, Svoronos N, et al. The efficacy and the risk of immunogenicity of FIX Padua (R338L) in hemophilia B dogs treated by AAV muscle gene therapy. Blood. 2012;120:4521-4523.

46. Nair N, Rincon MY, Evens , et al. Computationally designed liver-specific transcriptional modules and hyperactive factor IX improve hepatic gene therapy. Blood. 2014;123:3195–3199.

47. Crudele JM, Finn JD, Siner JI, et al. AAV liver expression of FIX-Padua prevents and eradicates FIX inhibitor without increasing thrombogenicity in hemophilia B dogs and mice. Blood. 2015;125:1553–1561.

48. Monahan PE, Sun J, Gui T, et al. Employing a gain-of-function factor IX variant R338L to advance the efficacy and safety of hemophilia B human gene therapy: preclinical evaluation supporting an ongoing adeno-associated virus clinical trial. Hum Gene Ther. 2015; 26:69–81.

49. Kao CY, Yang SJ, Tao MH, et al. Incorporation of the factor IX Padua mutation into FIX-Triple improves clotting activity in vitro and in vivo. Thromb. Haemost. 2013;110:244–256.

50. Pipe SW, Leebeek FWG, Recht M, et al. Gene therapy with etranacogene dezaparvovec for hemophilia B. N Engl J Med. 2023;388:706-718.

51. Pipe SW, Leebeek FWG, Recht M, et al. Stable hemostatic correction and improved hemophilia-related quality of life: Final analysis from the pivotal phase 3 HOPE-B trial of etranacogene dezaparvovec. Mol Ther. 2022; 30(4)(Suppl. 1) (Abstr.)

52. Pipe S, van der Valk P, Verhamme P et al. Long-term bleeding protection, sustained FIX activity, reduction of FIX consumption and safety of hemophilia B gene therapy: Results from the HOPE-B trial 3 years after administration of a single dose of etranacogene dezaparvovec in adult patients with severe or moderately severe hemophilia B. ASH Annual Meeting and Exposition. 11 Dec 2003, oral presentation.

53. Kavakli K, et al. Efficacy and safety of Fidanacogene elaparvovec in adults with moderately severe to severe hemophilia B: the phase 3 BENEGENE-2 gene therapy trial. Presented at the 16th Annual Congress of the European Association for Haemophilia and Allied Disorders (EAHAD), 7-10 February 2023.

54. Miesbach W. Long-term data from phase 3 studies on FIX gene therapy. NHF. 2023 (Abstr.)

55. Pfizer. Pfizer announces positive top-line results from phase 3 study of hemophilia B gene therapy candidate. Pfizer Press Release; 2022. Available from: https://www.pfizer.com/news/press-release/press-release-detail/pfizer-announces-positive-top-line-results-phase-3-study. [Last accessed: 06/14/2023].

56. Crudele JM, Finn JD, Siner JI, et al. AAV liver expression of FIX-Padua prevents and eradicates FIX inhibitor without increasing thrombogenicity in hemophilia B dogs and mice. Blood. 2015;125(10):1553– 1561.

57. Mingozzi F, Hasbrouck NC, Basner-Tschakarjan E, et al. Modulation of tolerance to the transgene product in a nonhuman primate model of AAV-mediated gene transfer to liver. Blood. 2007;110(7):2334–2341

58. Robinson MM, George LA, Carr ME, et al. Factor IX assay discrepancies in the setting of liver gene therapy using a hyperfunctional variant factor IX-Padua. J Thromb Haemost. 2021;19(5):1212-1218.

59. Milani M, Canepari C, Liu T, et al. Liver-directed lentiviral gene therapy corrects hemophilia A mice and achieves normal-range factor VIII activity in non-human primates. Nat Commun. 2022;13(1):2454.

60. Milani M, Annoni A, Moalli F, et al. Phagocytosis-shielded lentiviral vectors improve liver gene therapy in nonhuman primates. Sci Transl Med. 2019;11(493): eaav7325.

61. Cantore A, Ranzani M, Bartholomae CC, et al. Liver-directed lentiviral gene therapy in a dog model of hemophilia B. Sci Transl Med. 2015;7(277):277ra28.

62. Li H, Haurigot V, Doyon Y, et al. In vivo genome editing restores haemostasis in a mouse model of haemophilia. Nature. 2011;475(7355):217-221.

63. Anguela XM, Sharma R, Doyon Y, et al. Robust ZFN-mediated genome editing in adult hemophilic mice. Blood. 2013;122(19):3283-3287.

64. Sangamo Therapeutics. A Phase I, Open-label, Ascending dose study to assess the safety and tolerability of AAV2/6 factor IX gene therapy via zinc finger nuclease (ZFN) mediated targeted integration of SB-FIX in adult subjects with severe hemophilia B. Clinicaltrials.gov; 2022. Available from: https://classic.clinicaltrials.gov/ct2/show/study/NCT02695160. [Last accessed on: 07/04/2023].

65. Harmatz P, Prada CE, Burton BK, et al. First-in-human in vivo genome editing via AAV-zinc-finger nucleases for mucopolysaccharidosis I/II and hemophilia B. Mol Ther. 2022;30:3587-3600.

66. Guan Y, Ma Y, Li Q, et al. CRISPR/Cas9-mediated somatic correction of a novel coagulator factor IX gene mutation ameliorates hemophilia in mouse. EMBO Mol Med. 2016;8(5):477-488.

67. Ohmori T, Nagao Y, Mizukami H, et al. CRISPR/Cas9-mediated genome editing via postnatal administration of AAV vector cures haemophilia B mice. Sci Rep. 2017;7(1):4159.

68. Huai C, Jia C, Sun R, et al. CRISPR/Cas9-mediated somatic and germline gene correction to restore hemo-

stasis in hemophilia B mice. Hum Genet. 2017;136(7): 875-883.

69. Singh K, Evens H, Nair N, et al. Efficient in vivo liver-directed gene editing using CRISPR/Cas9. Mol Ther. 2018;26(5):1241-1254.

70. Wang L, Yang Y, Breton CA, et al. CRISPR/Cas9-mediated in vivo gene targeting corrects hemostasis in newborn and adult factor IX-knockout mice. Blood. 2019;133:2745-2752.

71. Chen H, Shi M, Gilam A, et al. Hemophilia A ameliorated in mice by CRISPR-based in vivo genome editing of human factor VIII. Sci Rep. 2019;9(1):16838.

72. Zhang JP, Cheng XX, Zhao M, et al. Curing hemophilia A by NHEJ-mediated ectopic F8 insertion in the mouse. Genome Biol. 2019;20(1):276.

73. Wang Q, Zhong X, Li Q, et al. CRISPR-Cas9-mediated in vivo gene integration at the albumin locus recovers hemostasis in neonatal and adult hemophilia B mice. Mol Ther Methods Clin Dev. 2020;18:520-531.

74. Luo S, Li Z, Dai X, et al. CRISPR/Cas9-mediated in vivo correction in a mouse model of hemophilia A. Front Cell Dev Biol. 2021;9:672564.

75. Lee JH, Oh HK, Choi BS, et al. Genome editing-mediated knock-in of therapeutic genes ameliorates the disease phenotype in a model of hemophilia. Mol Ther Nucleic Acids. 2022;29:551-562.

76. Barzel A, Paulk NK, Shi Y, et al. Promoterless gene targeting without nucleases ameliorates haemophilia B in mice. Nature. 2015;517(7534):360-364.

77. Lisjak M, De Caneva A, Marais T, et al. Promoterless gene targeting approach combined to CRISPR/Cas9 efficiently corrects hemophilia B phenotype in neonatal mice. Front Genome Ed. 2022;4:785698.

78. Konkle BA, Walsh CE, Escobar MA, et al. BAX 335 hemophilia B gene therapy clinical trial results: potential impact of CpG sequences on gene expression. Blood. 2021;137(6):763-774.

79. Nair N, De Wolf D, Nguyen PA, et al. Gene therapy for hemophilia B using CB 2679d-GT: a novel factor IX variant with higher potency than factor IX padua. Blood. 2021;137(21):2902-2906.

80. Butterfield JSS, Yamada K, Bertolini TB, et al. IL-15 blockade and rapamycin rescue multifactorial loss of factor VIII from AAV-transduced hepatocytes in hemophilia A mice. Mol Ther. 2022;30(12):3552-3569.

81. Fong S, Yates B, Sihn CR, et al. Interindividual variability in transgene mRNA and protein production following adeno-associated virus gene therapy for hemophilia A. Nat Med. 2022;28(4):789-797.

82. Handyside B, Ismail AM, Zhang L, et al. Vector genome loss and epigenetic modifications mediate decline in transgene expression of AAV5 vectors produced in mammalian and insect cells. Mol Ther. 2022;30(12): 3570-3586.

83. Poothong J, Pottekat A, Siirin M, et al. Factor VIII exhibits chaperone-dependent and glucose-regulated reversible amyloid formation in the endoplasmic reticulum. Blood. 2020;135(21):1899-1911.

84. VandenDriessche T, Chuak MK. Hemophilia "A" gene therapy: Lost in translation. Mol Ther. 2022;30(12): 3508-3509.

85. Tran NT, Lecomte E, Saleun S, et al. Human and insect cell-produced recombinant adeno-associated viruses show differences in genome heterogeneity. Hum Gene Ther. 2022;33:371-388.

86. Leibowitz ML, Papathanasiou S, Doerfler PA, et al. Chromothripsis as an on-target consequence of CRISPR-Cas9 genome editing. Nat Genet. 2021;53(6): 985-905.

87. Ferrari S, Jacob A, Cesana D, et al. Choice of template delivery mitigates the genotoxic risk and adverse impact of editing in human hematopoietic stem cells. Cell Stem Cell. 2022;29(10):1428-1444.

88. Wagner DL, Peter L, Schmueck-Henneresse M. Cas9-directed immune tolerance in humans – a model to evaluate regulatory T cells in gene therapy? Gene Ther. 2021;28(9):549-559.

Danksagung

Diese Arbeit wurde durch Zuwendungen der EU Horizon 2020 (UPGRADE – Unlocking Precision Gene Therapy; Grant Agreement No. 825825; VUB Strategic Research Program 'Groeier'; VUB Industrieel Onderzoekfonds (Groups of Expertise in Applied Research (GEAR)) an M.C. und T.V. unterstützt.

Figuren wurden mit Biorender (https://www.biorender.com) generiert.

3. Welche Patienten kommen für die Gentherapie der Hämophilie in Frage?

Hämophilie A und B werden derzeit durch intravenöse Verabreichung von Standard- oder verlängertem Halbwertszeit-Faktor VIII (FVIII) und Faktor IX (FIX) Konzentraten behandelt, um den fehlenden Gerinnungsfaktor zu ersetzen und Blutungsepisoden effektiv zu verhindern oder zu behandeln. Ein subkutan verabreichtes FVIII-Mimetikum namens Emicizumab hat kürzlich die Zulassung für die prophylaktische Behandlung erhalten und bietet eine angenehme und effektive Option für Patienten mit Hämophilie A [1].

Trotz dieser Behandlungsfortschritte gibt es Einschränkungen bei den bestehenden Therapien für Hämophilie, einschließlich der Notwendigkeit häufiger Injektionen, die die Lebensqualität der Patienten negativ beeinflussen können. Außerdem verhindern diese Behandlungen nicht vollständig Blutungsepisoden, was bei den meisten Patienten im Laufe der Zeit zur Entwicklung einer hämophilen Arthropathie führt [2].

Die Gentherapie hat sich als vielversprechender Ansatz herausgestellt, um diese Einschränkungen zu überwinden und bietet das Potenzial für eine anhaltende und ausreichende Produktion des fehlenden Gerinnungsfaktors nach einer einzigen intravenösen Verabreichung des Gentherapie-Produkts, wodurch Blutungsepisoden reduziert oder eliminiert und die Abhängigkeit von externem Gerinnungsfaktorersatz verringert werden [3].

Obwohl die Wirksamkeit der Gentherapie durch Messungen des Gerinnungsfaktors beurteilt werden kann, können behandlungsbezogene Nebenwirkungen unmittelbar oder kurz nach der Verabreichung auftreten (infusionsbedingte Nebenwirkungen) und kurzfristige Erhöhungen der Leber-Transaminsasen (hauptsächlich Alanin-Aminotransferase, ALT), mit potenziellen langfristigen Auswirkungen auf die Faktorexpression. Das Management dieser Nebenwirkungen erfolgt durch die frühzeitige Verabreichung von Immunsuppressiva [3]. Klinische Studien erfordern die Bewertung der zellulären und humoralen Immunität gegen das AAV-Kapsid. Das Monitoring der Vektorausscheidung ist in Studien ebenfalls erforderlich, obwohl eine Keimbahn- und horizontale Übertragung nicht dokumentiert wurde.

Mehrere klinische Studien haben den *Proof-of-Concept* für die Gentherapie bei der Behandlung von Hämophilie unter Verwendung verschiedener AAVs und Genkonstrukte gezeigt. Mit den jüngsten Zulassungen von *Valoctocogen roxaparvovec* und *Etranacogen dezaparvovec* in der EU und den USA für die Gentherapie von Hämophilie A und Hämophilie B werden Gentherapien nun in der klinischen Praxis eingesetzt. Angesichts dieser bedeutenden Meilensteine besteht ein dringender Bedarf an einem praktischen Ansatz und klar definierten Richtlinien zur Identifikation geeigneter Patienten. Die gut etablierten Ein- und Ausschlusskriterien aus Gentherapie-Studien sind entscheidend für die Sicherheit und Wirksamkeit der Therapie. Eine strikte Einhaltung dieser Kriterien ist von größter Bedeutung, um das Risiko eines Versagens der Gentherapie zu minimieren, da es nach der Behandlung aufgrund der regelmäßigen Entwicklung von Anti-AAV-Antikörpern vermutlich nur eine Chance für die AAV-basierte Gentherapie gibt. Eine kontinuierliche Bewertung der Patienteneignung für nachfolgende AAV-basierte Gentherapien ist wichtig, da die Behandlung für eine größere Bevölkerung zugänglich wird und die Gentherapie nicht nur von gut geschulten und überwachten klinischen Studienzentren durchgeführt wird.

3.1. Einschluss- und Ausschlusskriterien in klinischen Studien zur Gentherapie bei Hämophilie

Die Eignungskriterien für die Gentherapie können je nach spezifischem Typ der Gentherapie bei Hämophilie und den individuellen Merkmalen des Patienten variieren. Sowohl bei Hämophilie A als auch bei Hämophilie B kann die Eignung eines Patienten anhand seiner Krankengeschichte und Laborergebnisse beurteilt werden (☞ Tab. 3.1). Klinische Studien konzentrierten sich überwiegend auf erwachsene Patienten, wobei die ersten Studien für Jugendliche erst kürzlich begonnen haben. Zum Beispiel variierte das Alter der Teilnehmer in der HOPE-B-Studie von 19 bis 75 Jahren und umfasste alle Erwachsenenaltersgruppen [4]. Es ist wichtig zu erwähnen, dass bei Patienten unter 18 Jahren der höhere Umsatz einer wachsenden Leber zu einer schwächeren Reaktion und möglicherweise einer kürzeren Dauer der Transgenexpression führen könnte. Sicherheitsüberlegungen für Kinder und Jugendliche, die sich einer Gentherapie unterziehen, können sich von denen für Erwachsene unterscheiden. Aufgrund früherer Gentherapiestudien bei Kindern mit anderen Erbkrankheiten ist hier besondere Vorsicht geboten, da dort auch Fälle schwerer Lebertoxizität mit tödlichem Verlauf auftraten [5].

Medizinische Vorgeschichte
• Schweregrad der Hämophilie
• Zuvorige Behandlung
• Leberstatus und Z.n. Hepatitis
• Bei HIV-Infektion Immunstatus
• Weitere Begleiterkrankungen
Labortests
• Level der Gerinnungsfaktoren
• Inhibitorstatus (auch anamnestisch)
• Level der Leber-Transaminsasen
• Neutralisierende anti-AAV-Antikörper

Tab. 3.1: Gentherapie-spezifische Eignungskriterien.

Tatsächlich spielt die Schwere der Hämophilie eine entscheidende Rolle bei der Auswahl von Patienten für die Gentherapie, da Personen mit schwerer Hämophilie möglicherweise am meisten von der phänotypischen Veränderung profitieren können, die die Gentherapie bieten kann. Die meisten Studien konzentrieren sich auf Patienten mit schwerer Hämophilie, die sich durch sehr niedrige Aktivitätswerte des Gerinnungsfaktors auszeichnen, normalerweise unter 1 % (im Vergleich zu normalen Werten von rund 60 %). Patienten mit schwerer Hämophilie neigen zu spontanen Blutungsepisoden, die zu schweren Gelenkschäden führen können, was sie zu potenziellen Begünstigten der Gentherapie macht. In einigen Fällen haben einige Studien auch Patienten mit moderater Hämophilie B eingeschlossen, und die Aktivität des Faktors kann bis zu 2 % betragen [4].

Leberbezogene Überlegungen spielen in verschiedenen Phasen der Gentherapie eine bedeutende Rolle, einschließlich vortherapeutischer Bewertung der Lebergesundheit, Patientenauswahl und Nachsorge, Erhaltung der Lebergesundheit nach der Gentherapie und Management möglicher kurz- und langfristiger Nebenwirkungen. Kürzlich wurde eine Zusammenarbeit zwischen Hämophiliebehandlern und Hepatologen vorgeschlagen, um leberspezifische Aspekte in allen Phasen der Gentherapie interdisziplinär zu untersuchen, um Sicherheitsbedenken zu bewerten und den Erfolg der Langzeitgentherapie sicherzustellen [6, 7]. Besondere Aufmerksamkeit sollte Patienten mit nicht gut definierten Zuständen gewidmet werden, wie Leberfibrose oder Fettleberkrankheit, Vorgeschichte von Hepatitis-C- und Hepatitis-B-Infektion, HIV-Infektion und Verwendung von Medikamenten, die die Leberfunktion beeinflussen könnten. Eine erfolgreich behandelte Hepatitis-C-Infektion oder eine gut kontrollierte HIV-Infektion ist in vielen Fällen keine Kontraindikation für die Gentherapie. Das Risiko einer Reaktivierung einer Hepatitis B, aber auch einer Tuberkulose unter einer möglichen Immunsuppression sollte jedoch in Betracht gezogen werden, wenn der Patient eine entsprechende Vorgeschichte hat. Nebenwirkungen wie erhöhte ALT-Werte sind nach der Gentherapie häufig und erfordern eine schnelle Bewertung und möglicherweise immunsuppressive Eingriffe. Eine ordnungsgemäße Beurteilung und Überwachung der Leberfunktion kann dazu beitragen, potenzielle Risiken zu minimieren und optimale Ergebnisse für Patienten zu gewährleisten, die sich einer Gentherapie für Hämophilie unterziehen.

In den meisten Studien wird eine HIV-Infektion nicht als Ausschlusskriterium für die Gentherapie betrachtet. Bei Patienten, die eine antiretrovirale HIV-Medikation erhalten, sollte jedoch Vorsicht geboten sein, da diese Behandlung zu einem Anstieg der Leber-Transaminsasen führen kann. Daher könnten erhöhte ALT-Werte fälschlicherweise der HIV-Medikation zugeschrieben werden und nicht der Gentherapie selbst.

Patienten mit aktiven oder früheren Hemmkörperbildung gegenüber Gerinnungsfaktoren wurden bisher von der Gentherapie ausgeschlossen und als nicht für die Behandlung geeignet betrachtet. Dieser Ausschluss beruhte auf der Befürchtung, dass ihre Immunreaktion auf den Gerinnungsfaktor den Erfolg der Gentherapie beeinträchtigen könnte. Es gibt jedoch ein wachsendes Interesse an dieser Patientengruppe und klinische Studien haben begonnen, die Machbarkeit und Sicherheit der Gentherapie bei Personen mit Hemmkörpern zu untersuchen [8]. Die Ergebnisse dieser Studien sind noch nicht veröffentlicht, sodass die potenziellen Vor- und Nachteile für diese spezifische Patientengruppe noch nicht vollständig verstanden sind.

Die Anwesenheit von bereits bestehenden Anti-AAV-Immunitäten stellt eine erhebliche Einschränkung für die Gentherapie dar. Diese neutralisierenden Antikörper (nAbs) gegen verschiedene AAV-Serotypen können den Erfolg von AAV-basierten Gentherapieansätzen behindern und die Eignung bestimmter Behandlungen für bestimmte Patienten einschränken. Die Prävalenz von Wildtyp-AAV-Infektionen und deren Kreuzreaktivität variiert in der menschlichen Population. Die Exposition tritt oft früh im Leben auf und wird mit dem Alter häufiger. Aufgrund der Auswirkungen von bereits bestehenden nAbs auf die Ergebnisse der Gentherapie werden Personen mit solchen Antikörpern häufig von klinischen Studien zur Gentherapie ausgeschlossen. Dieser Ausschluss betrifft einen erheblichen Teil der potenziellen Kandidaten, da bis zu 50 % der Individuen nAbs gegen Wildtyp-AAV haben können [9].

Tests auf Antikörper gegen AAV sind auch spezifisch für das jeweilige Gentherapieprodukt und werden in der Regel von spezialisierten Laboren, gemäß den Richtlinien des Herstellers durchgeführt. Es ist bemerkenswert, dass bestimmte Studien, wie die HOPE-B-Studie für Hämophilie B, Anti-AAV-Titer generell nicht als Ausschlusskriterium betrachten und somit Personen mit bereits bestehender Anti-AAV-Immunität an Studien teilnehmen können [4]. Das Verständnis von AAV-Immunität und deren Auswirkungen auf die Ergebnisse der Gentherapie bleibt ein wichtiges Forschungsgebiet, um den Erfolg und die Zugänglichkeit von Gentherapieansätzen für eine breitere Patientenpopulation zu erhöhen.

Ein mögliche zukünftige Kontraindikation sind venöse oder arterielle Thrombosen in der Vorgeschichte bzw. ein basierend auf den Laborwerten entsprechend erhöhtes Thromboserisiko. Bisher wurden zwei thrombotische Ereignisse bei Hämophiliepatienten nach einer Gentherapie gemeldet. In einer bisher unveröffentlichten Phase-III-Studie (SB-525, AFFINE Trial) wurden bei einigen behandelten Patienten erhöhte FVIII-Werte (>150 IE/dl) gemessen. Ein Patient erlitt eine tiefe Venenthrombose im Unterschenkel [10]. Ein weiteres thromboembolisches Ereignis wurde in einer Studie zu einer noch nicht zugelassenen Gentherapie bei Hämophilie B mit der FIX Padua-Variante berichtet [11]. In einigen Fällen der Gentherapie für Hämophilie A wurden vorübergehend erhöhte FVIII-Werte beobachtet. Zum Beispiel wiesen in einer Studie mit insgesamt 134 Patienten 7 Individuen FVIII-Werte auf, die den oberen Normalwert von 150 IE/dl überstiegen [12]. Daher ist bei der Überlegung zur Gentherapie bei Personen mit einer Vorgeschichte von Thrombosen oder dem Vorhandensein von thrombotischen Risikomarkern, insbesondere wenn die Gentherapie zu supraphysiologisch erhöhten Faktorwerten führt, Vorsicht geboten und eine besonders enge Überwachung erforderlich.

3.2. Patientenbezogene Faktoren als Eignungskriterien für Gentherapie

Abgesehen von den Einschluss- und Ausschlusskriterien der klinischen Studie können patientenbezogene Merkmale die Ergebnisse der Gentherapie erheblich beeinflussen und erfordern daher eine gründliche Bewertung vor Erwägung dieser Behandlung. Patienten müssen bereit sein, vorübergehende Einschränkungen zu akzeptieren, einschließlich regelmäßiger, anfangs wöchentlicher Überwachung von Laborwerten, möglicher Einnahme von Immunsuppressiva und ausführlicher Dokumentation. Sichere Verhütung mit einer Barrieremethode (in der Regel Kondome) ist im ersten Jahr nach der Gentherapie obligatorisch, da die Möglichkeit besteht, dass Vektorkomponenten im Sperma vorhanden sind.

Daher können Patienten, die eine Gentherapie durchlaufen, nach der Behandlung vorübergehende eine höhere Belastungen erleben als diejenigen, die mit der traditionellen Prophylaxe mit Gerinnungsfaktorkonzentraten oder Emicizumab fortfahren. Ein hohes Maß an Eigenmotivation und Zuverlässigkeit ist daher unerlässlich, da die Gentherapie nach ihrer Durchführung irreversibel ist.

Patientenmerkmale	Relevanz für die Gentherapie
Adhärenz an frühere Behandlungen	Schwierigkeiten bei der Erfüllung von Nachsorgeanforderungen
Lebensstil	Vermeidung von Alkohol und lebertoxischen Medikamenten
Begleiterkrankungen	Nebenwirkungen von Immunsuppressiva
Erhöhtes thrombotisches Risiko (z.B. Vorgeschichte von Thrombosen, Thrombophilie)	Vermeidung supraphysiologischer Gerinnungsfaktoren und Überlegung zur prophylaktischen Antikoagulation
Psychologischer und mentaler Zustand	Umgang mit bekannten und unbekannten Aspekten der Gentherapie
Umgang mit der veränderten Situation und verbesserte Lebensqualität	

Tab. 3.2: Der Einfluss von Patientenmerkmalen auf das Management der Gentherapie.

Darüber hinaus können verschiedene patientenbezogene Faktoren die Handhabung und Ergebnisse der Gentherapie erheblich beeinflussen (Adhärenz) (☞ Tab. 3.2). Die Beurteilung der Einhaltung vorheriger Behandlungen ist entscheidend, da sie die Fähigkeit des Patienten widerspiegelt, vereinbarte Verfahren zu befolgen, insbesondere während des wichtigen Nachsorgezeitraums nach der Therapie. Dies beinhaltet das Engagement für bestimmte Lebensstilanpassungen, wie den Verzicht auf Alkohol und lebertoxische Medikamente, insbesondere in den Anfangsstadien nach der Gentherapie, um die Lebergesundheit zu erhalten.

Die Beurteilung der Lebergesundheit vor der Gentherapie spielt auch eine Rolle bei der Bewertung von Begleiterkrankungen und der Bestimmung der Eignung für die Gentherapie in Zusammenarbeit mit Hepatologen. Es ist wesentlich, alle bestehenden medizinischen Zustände angemessen zu identifizieren und zu behandeln, wobei besonderes Augenmerk auf solche gelegt wird, die sich durch die Verwendung von Immunsuppressiva, wie Prednisolon, das aufgrund von ALT-Erhöhungen notwendig sein könnte, verschlechtern könnten, einschließlich Zustände wie Diabetes mellitus oder arterielle Hypertonie.

Bei Patienten mit thrombotischem Risiko ist eine besonders engmaschige Kontrolle der Gerinnungsfaktoren notwendig, und eine präventive Antikoagulation kann erforderlich sein, wenn die Faktorspiegel nach der Therapie über den normalen physiologischen Bereich steigen.

Die Berücksichtigung des psychischen und mentalen Zustands der Patienten ist ebenfalls entscheidend. Gentherapie führt bei Patienten zu Unsicherheiten. Derzeit ist es schwierig, das genaue Therapieergebnis, die Wirkdauer sowie die Wahrscheinlichkeit von Nebenwirkungen wie ALT-Erhöhungen und die Notwendigkeit einer immunsuppressiven Behandlung vorherzusagen. Trotz vorhandener Daten, die darauf hindeuten, dass rekombinante AAVs nur minimal in das Genom integrieren, besteht nach wie vor ein theoretisches Risiko für eine Malignombildung als Folge der Therapie. In diesem Zusammenhang ist es wichtig zu erwähnen, dass die vier bisher beobachteten Krebsfälle auf der Grundlage histopathologischer und genetischer Analysen keine Verbindung zur Gentherapie zeigten [13].

Darüber hinaus ist es wichtig, dass Patienten darüber informiert werden, dass die Gentherapie für Hämophilie derzeit möglicherweise nicht überall durchführbar ist. Daher müssen einige Patienten möglicherweise zu einem Hämophilie-Zentrum reisen, in dem diese Behandlung angeboten wird. Um dies zu erleichtern, wurde ein *Hub*-und-*Spoke*-Modell vorgeschlagen, um verschiedene Verantwortlichkeiten im Zusammenhang mit der Gentherapie effizient zu organisieren [14]. Dieses Modell zielt darauf ab, Expertise und Ressourcen in bestimmten *Hub*-Zentren zu zentralisieren, während ein Netzwerk von Spoke-Zentren eingerichtet wird, um einen breiteren Zugang zur Behandlung für berechtigte Patienten zu gewährleisten.

Schließlich bietet die Gentherapie das Potenzial, erhebliche Lebensverbesserungen herbeizuführen und die Lebensqualität der Patienten zu steigern. Diese Veränderung kann jedoch auch Herausforderungen mit sich bringen, wenn sich die Menschen an ihre neuen Umstände anpassen. Daher ist es entscheidend, psychologische Unterstützung für Patienten anzubieten, die sich einer Gentherapie unterziehen. In einigen Fällen könnte es von Vorteil sein, den psychologischen Status der Patienten vor Beginn der Therapie zu bewerten [15]. Eine Fallstudie zeigte die Schwierigkeiten, die Patienten hatten, ihre veränderte Lebenssituation zu begreifen, insbesondere wenn sie die lebenslange regelmäßige Therapie, an die sie gewöhnt waren, nicht mehr benötigten [16]. Außerdem mussten sie sich mit der Möglichkeit einer erhöhten körperlichen Aktivität ohne Blutungsereignisse auseinandersetzen.

Das Management der Erwartungen nach der Gentherapie ist entscheidend, da es sich zwar nicht um eine Heilung handelt, sie jedoch die Blutungshäufigkeit und den Bedarf an Gerinnungsfaktorenersatz verringern kann. Eine umfassende Aufklärung über die Behandlung ist entscheidend, um die Einhaltung der Nachsorge durch den Patienten zu gewährleisten. Ein "*Shared Decision*"-Ansatz ermöglicht es den Patienten, aktiv über seine individuelle Therapie mitzuentscheiden [17]. Gründliche Gespräche mit Patienten und ihren Familien sollten die Bewertungen während der Vorbehandlungszeit berücksichtigen, einschließlich häufiger Nachsorgetermine, die mit der Zeit jedoch zumeist weniger häufig werden.

Schlussfolgerung

Abschließend ist ein gemeinschaftlicher und informierter Ansatz entscheidend für den Erfolg der Gentherapie bei Hämophilie-Patienten, wobei eine strikte Einhaltung der anfänglichen Einschluss- und Ausschlusskriterien gewährleistet sein muss. Die Auswahl der Patienten für die Gentherapie erfordert eine umfassende Bewertung von Faktoren wie Leberzustand, Anti-AAV-Status und medizinischer Vorgeschichte. Dieser Ansatz stellt sicher, dass die Gentherapie den individuellen Bedürfnissen jedes Patienten entspricht, wobei die potenziellen Vorteile maximiert und die Risiken minimiert werden. Darüber hinaus spielen die Motivation und die Bereitschaft der Patienten, vorübergehende Einschränkungen wie regelmäßige Laborkontrollen, den potenziellen Einsatz von Immunsuppressiva und eine umfassende Dokumentation zu akzeptieren, ebenfalls eine entscheidende Rolle bei der Bestimmung des Erfolgs der Gentherapie. Sobald weitere Daten zur Verfügung stehen, können einige Einschlusskriterien erweitert werden, was möglicherweise eine größere Anzahl von Patienten für die Gentherapie qualifiziert. Eine gemeinsame Entscheidungsfindung (*shared decision making*) zwischen Patienten und Ärzten ist wesentlich, um die Patientencompliance und ein klares Verständnis der potenziellen Vorteile und Risiken, die mit der Gentherapie verbunden sind, zu gewährleisten. Daher sind personalisierte Betreuung und Berücksichtigung individueller Eigenschaften entscheidend für die erfolgreiche Implementierung und Ergebnisse der Gentherapie.

Literatur

1. Miesbach W, Eladly F. Current and future options of haemophilia A treatments. Expert Opin Biol Ther 2021; 21(11):1395-1402.

2. Oldenburg J: Optimal treatment strategies for haemophilia: achievements and limitations of current prophylactic regiments. Blood 2015; 125: 2038-2044.

3. Leebeek FWG, Miesbach W. Gene therapy for hemophilia: a review on clinical benefit, limitations, and remaining issues. Blood 2021;138(11):923-931.

4. Pipe SW, Leebeek FWG, Recht M, et al. Gene therapy with etranacogene dezaparvovec for hemophilia B. N Engl J Med 2023;388(8):706-718.

5. Philippidis A. Novartis confirms deaths of two patients treated with gene therapy zolgensma. Hum Gene Ther 2022;33(17-18):842-844.

6. Miesbach W, Foster GR, Peyvandi F. Liver-related aspects of gene therapy for hemophilia: need for collaborations with hepatologists. J Thromb Haemost 2023; 21(2):200-203.

7. Miesbach W, Foster GR, Peyvandi F. Liver-related aspects of gene therapy for haemophilia: Call to action for collaboration between haematologists and hepatologists. J Hepatol 2023;78(3):467-470.

8. Valentino LA, Ozelo MC, Herzog RW, et al. A Review of the rationale for gene therapy for hemophilia a with inhibitors: One-shot tolerance and treatment? J Thromb Haemost 2023:S1538-7836(23)00424-5.

9. Klamroth R, Hayes G, Andreeva T, et al. Global seroprevalence of pre-existing immunity against AAV5 and other AAV serotypes in people with hemophilia A. Hum Gene Ther 2022;33(7-8):432-441.

10. Giermasz A, Visweshwar N, Harrington TJ, et al.; Updated results of the alta Study, a Phase 1/2 study of giroctocogene fitelparvovec (PF-07055480/SB-525) gene the-

rapy in adults with severe hemophilia Á. Blood 2022; 140(Supplement 1): 7776-7777.

11. Chowdary P, Shapiro S, Makris M, et al. Phase 1-2 trial of AAVS3 gene therapy in patients with hemophilia B. N Engl J Med 2022;387(3):237-247.

12. Mahlangu J, Kaczmarek R, von Drygalski A, et al.; GENEr8-1 Trial Group. Two-year outcomes of valoctocogene roxaparvovec therapy for hemophilia A. N Engl J Med 2023;388(8):694-705.

13. Miesbach W, Klamroth R, Oldenburg J, Tiede A. Gene therapy for hemophilia-opportunities and risks. Dtsch Arztebl Int 2022;119(51-52):887-894.

14. Miesbach W, Chowdary P, Coppens M, et al. Delivery of AAV-based gene therapy through haemophilia centres-A need for re-evaluation of infrastructure and comprehensive care: A Joint publication of EAHAD and EHC. Haemophilia 2021;27(6):967-973.

15. Miesbach W, Barcenilla SG, Golan G, Lobet S. Implications of haemophilia gene therapy for the changing role of the multidisciplinary team. Haemophilia 2022; 28(1):e12-e14.

16. Miesbach W, Klamroth R. The patient experience of gene therapy for hemophilia: Qualitative interviews with trial patients. Patient Prefer Adherence. 2020;14:767-770.

17. Limjoco J, Thornburg CD. Development of a haemophilia A gene therapy shared decision-making tool for clinicians. Haemophilia 2023;29(5):1184-1190.

4. Einfluss der Gentherapie auf die im Gerinnungslabor gemessenen Faktorwerte

Die Messung des Potentials der plasmatischen Gerinnungskaskade stellt einen zentralen Punkt der Gerinnungsdiagnostik dar, wobei zwischen globalen und faktorspezifischen Testverfahren zu unterscheiden ist. Während der globale Quick-Test (Prothrombinzeit) den extrinsischen Aktivierungsweg der Gerinnungskaskade abbildet, verläuft die aktivierte partiale Thromboplastinzeit (aPTT) über den intrinsischen Aktivierungsweg. Während beim Quick-Test in erster Linie das vorhandene Potential der Gerinnungs(ko)faktoren II (FII, Prothrombin), V (FV), VII (FVII), X (FX) als auch Fibrinogen die Gerinnungszeit bestimmen, zeigen bei der aPTT alle Faktoren mit Ausnahme von FVII, Faktor XIII (FXIII) und dem von-Willebrand-Faktor (vWF) einen Einfluss. Somit stellt die aPTT das zugrundeliegende Prinzip der spezifischen Bestimmung der Faktor VIII- (FVIII) als auch der Faktor IX- (FIX) Aktivität mittels sog. Einstufen-Tests dar. Hierbei wird die Patientenprobe entweder mit FVIII- oder FIX-Mangelplasma verdünnt, gefolgt von einer aPTT-Bestimmung. Unter diesen Bedingungen hängt die Gerinnungszeit der aPTT nun ausschließlich von der FVIII- oder FIX-Aktivität in der ursprünglichen Probe ab [1].

Zusätzlich zu diesen Einstufen-Tests stehen auch sog. chromogene Testverfahren für die Bestimmung der FVIII- bzw. FIX-Aktivität zur Verfügung. Im Gegensatz zu den Einstufen-Tests sind die chromogenen Testverfahren als zweistufige Assays konzipiert. In der ersten Stufe wird die Patientenprobe stark verdünnt und ein Reagenz bestehend aus gereinigten, teils aktivierten Gerinnungsfaktoren zugegeben, um jeweils den Tenasekomplex (aktivierter FVIII [FVIIIa] und aktivierter FIX [FIXa]) mit FX als Substrat zu vervollständigen. Nach Inkubation wird in einem zweiten Schritt die Menge des gebildeten aktivierten FX (FXa), welche die FVIII- bzw. FIX-Aktivität in der ursprünglichen Plasmaprobe widerspiegelt, durch Zugabe und Umsatz eines entsprechenden, chromogenen Peptidsubstrats gemessen [2].

Sowohl Einstufen- als auch chromogene Testverfahren werden in der Regel durch die Verwendung von Plasmastandards kalibriert, die gegen die internationalen Standards der Weltgesundheitsorganisation (WHO) für Faktor VIII (National Institute for Biological Standards and Control [NIBSC], Code: 07/316) oder FIX (NIBSC-Code: 09/172) abgeglichen wurden. Somit erfolgt die Kalibration der Testsysteme gegen nativen, plasmatischen FVIII bzw. FIX, wodurch Assay-Diskrepanzen nicht nur zwischen diesen beiden prinzipiellen Testverfahren sondern auch in Abängigkeit von zugrundeliegenden FVIII-/FIX-Genmutationen oder dem verwendeten Produkt zur Substitutionstherapie beobachtet wurden [3].

Diskrepanzen zwischen Einstufen- und chromogenen Testverfahren wurden etwa bei Patienten mit leichten und mittelschweren Formen einer Hämophilie A festgestellt. In einer kürzlich veröffentlichten Studie wurden zudem Diskrepanzen zwischen verschiedenen Einstufen-Tests beobachtet [4]. Auch in Bezug auf die Hämophilie B wurde berichtet, dass die Ergebnisse chromogener Testverfahren zumindest in einigen Fällen nicht-schwerer Verläufe besser mit dem klinischen Bild zu korrelieren scheinen [5]. Im Rahmen der Substitutionstherapie wurden im Vergleich zu chromogenen Testverfahren niedrigere Einstufentest-basierte FVIII-Aktivitäten für hochgereinigte Plasma (*plasma-derived* [pd])- sowie rekombinante Volllängen- (rFL) oder B-Domänen-deletierte (BDD) FVIII-Konzentrate beobachtet [2]. Es sei in diesem Zusammenhang darauf hingewiesen, dass das '*Potency Labelling*' von FVIII-Konzentraten in Europa gemäß den Spezifikationen des Europäischen Arzneibuchs in der Regel auf Analysen mit chromogenen Testverfahren beruht. Daher können, je nach verwendetem FVIII-Konzentrat, bei Verwendung von Einstufen-Tests durchaus auch niedrigere FVIII-Aktivitätswerte in Postinfusionsproben gefunden werden. Ausgeprägte Unterschiede wurden bzw. werden hierbei bei bestimmten rekombinanten BDD (rBDD)-FVIII-Konzentraten beobachtet. So weist etwa *Moroctocog alfa* (ReFacto® [AF]) eine um bis zu 50 % niedrigere Aktivität auf, wenn dieses Konzentrat mit Einstufen-Tests in Postinfusionsproben gemessen wird, wobei eine starke Abhängigkeit vom verwendeten aPTT-Reagenz besteht [6].

Im Gegensatz zu FVIII-Konzentraten erfolgt das "*Potency Labelling*" von FIX-Konzentraten in der Regel unter der Verwendung von Einstufentests. Es konnte gezeigt werden, dass rFIX-Konzentrate in einem gegen plasmatischen kalibrierten Einstufentest im Vergleich zu einem chromogenen Testverfahren bis zu 30 % niedrigere Aktivitätswerte zeigen. Darüber hinaus wurden auch reagenzbedingte Diskrepanzen zwischen verschiedenen Einstufen-Tests festgestellt, während solche Effekte bei pd-FIX-Konzentraten nicht beobachtet werden konnten [7].

Diese Beobachtungen zeigen, dass die Einführung rekombinanter Faktorkonzentrate aufgrund struktureller und/oder matrixabhängiger Unterschiede zwischen plasmabasierten Assay-Kalibratoren und FVIII- bzw. FIX-Molekülen zu Assay-Diskrepanzen unterschiedlichen Ausmaßes führt. Mit dem Aufkommen modifizierter, rekombinanter FVIII-/FIX-Konzentrate mit verlängerter Halbwertszeit (*extended half-life* [EHL]) sind derartige Diskrepanzen häufiger und durchaus ausgeprägter zu finden [1].

Im Vergleich zu herkömmlichen aus Plasma gewonnenen oder rekombinanten Faktorkonzentraten haben diese EHL-Produkte eine etwa 1,2- bis 5-fach verlängerte Zirkulationshalbwertszeit. Die Modifikationen, die zur Erreichung dieser Eigenschaften vorgenommen wurden (Fusion mit Fc-Fragment, Albuminfusion oder PEGylierung), haben unterschiedliche Auswirkungen auf die Aktivierung und/oder das Aktivitätsmuster derart modifizierter FVIII-/FIX-Moleküle. Eben infolgedessen werden teilweise signifikante Assay-Diskrepanzen bei der Bestimmung der Aktivität dieser EHL-Konzentrate beobachtet. An dieser Stelle soll diesbezüglich auf entsprechende Übersichtsarbeiten verwiesen werden [1, 8].

Auch im Rahmen der Gentherapie der Hämophilie A und B sind FVIII- bzw. FIX-Assay-Disprepanzen zu beobachten, die interessanterweise teilweise in deutlichem Widerspruch zu den vorstehend beschriebenen Charakteristiken stehen. So ist zwar bei den zur Behandlung der Hämophilie A verwendeten Genkonstrukten die FVIII-Expressionskassette in der B-Domäne deletiert, dies führt jedoch, im Vergleich zu der Anwendung von chromogenen Testverfahren, zu etwa 1,5-fach höheren Werten bei der Anwendung von Einstufen-Tests [9]. Dies steht im Gegensatz zu den Assay-Diskrepanzen, die bei der Behandlung von Hämophilie A Patienten mit BDD-FVIII-Konzentraten beobachtet wurden. Bei der Gentherapie der Hämophilie B wird meist ein FIX-Gen mit einer höheren spezifischen Aktivität im Vergleich zu nativem FIX verwendet (Padua-Variante). Auch hierbei zeigen FIX-Einstufentests etwa 1,6-mal höhere Werte als chromogene Testverfahren. Zudem werden auch hier aPTT-Reagenz-abhängige Unterschiede beobachtet [10].

4.1. Assay-Diskrepanzen im Rahmen der Gentherapie der Hämophilie A

Informationen zu beobachteten Assay-Diskrepanzen im Rahmen der Gentherapie der Hämophilie A sind zum aktuellen Zeitpunkt in erster Linie den entsprechenden Publikationen zu klinischen Studien der Anwendung von Roctavian (*Valoctocogen roxaparvovec*, BMN270, AAV5-hFVIII-SQ, Biomarin), SPK-8011 (*Dirloctocogen samoparvovec*, AAV-LK03, Spark Therapeutics) und SB-525 (*Giroctocogen fitelparvovec*, AAV2/6, Pfizer) zu entnehmen. Zudem finden sich erste Originalarbeiten, die sich den potentiellen zugrundeliegenden Mechanismen dieser Assay-Diskrepanzen widmen.

Bei Roctavian (*Valoctocogen roxaparvovec*) handelt es sich um einen rekombinanten, Codon-optimierten AAV5-Vektor, der die SQ-Variante eins B-Domänen-depletierten (BDD) Faktor VIII exprimiert. Das Konstrukt basiert auf einem hybriden, leberspezifischen Promotor und wird mit Hilfe eines Baculovirus – *Spodoptera frugiperda* (Sf9)-Insektenzellproduktionssystems hergestellt. Im Zuge einer initialen Phase-I/II-Studie war das prospektiv festgelegte primäre Wirksamkeitsziel ein Faktor-VIII-Aktivitätswert von zumindest 5 IE/dl (5 %) in der 16. Woche nach Gentransfer [11]. Im Rahmen dieser, aber auch einer nachfolgenden Phase-III-Studie kamen bzw. kommen zwei unterschiedliche Testverfahren zur Bestimmung der FVIII-Aktivät zur Anwendung. Hierbei handelt es sich zum einen um einen Einstufen-Test unter Verwendung des Ellagsäure-basierten aPTT-Reagenz Actin FSL (Siemens Healthineers [Siemens]), zum anderen um ein chromogenes Testverfahren (Coatest SP assay) der

Firma Chromogenix. Beide Assays wurden mittels eines BCS XP-Analyzer der Firma Siemens automatisiert durchgeführt, wobei die Kalibration jeweils mit einem gegen den WHO-Standard charakterisierten Referenzplasma erfolgte [11].

Während das Ziel einer FVIII-Aktivität von >5 IE/dl nach 16 Wochen bei allen Probanden der mit der höchsten Anzahl an Probanden besetzten Hochdosis-Gruppe (6×10^{13} Virusgenome/kg KG, n=7) unter Betrachtung der Ergebnisse beider vorstehend beschriebener Assays erreicht wurde, zeigten sich im Schnitt um den Faktor 1,65 höhere Werte unter der Verwendung des Actin FLS-basierten Einstufen-Tests. Es ist hierbei zu erwähnen, dass beide Testverfahren im Rahmen der Verifizierung vergleichbare Ergebnisse bei der Bestimmung von rekombinant hergestelltem BDD FVIII-SQ zeigten, so dass dieser beobachtete Effekt prinzipiell auf das zur Gentherapie verwendete Genkonstrukt bzw. dessen Expression/Translation *in vivo* zurückzuführen sein muss [11]. In weiteren publizierten Studien im Rahmen der Nachverfolgung der Patienten der Phase-I/II-Studie, aber auch der erwähnten Phase-III-Studie blieb bzw. bleibt das Verhältnis zwischen Einstufen- und chromogenem Testverfahren bei ca. 1,6 erhalten und somit stabil [12, 13].

SPK-8011 (AAV-LK03) ist ein rekombinanter AAV-Vektor, basierend auf SPK200, einem modifizierten Capsid, welches von AAV3 abgeleitet wurde, einem leberspezifischen Promotor und einer Codon-optimierten *F8*-DNA-Sequenz, die ebenfalls die SQ-Variante von BDD-Faktor VIII codiert. Anders als Roctavian wird SPK-8011 durch transiente Dreifach-Transfektion von menschlichen embryonalen Nierenzellen (HEK293-Zellen) hergestellt [14].

Die initiale Phase-I/II-Studie mit18 Probanden in 4 verschiedenen Dosisregimes betrachtete, neben der Sicherheit der Anwendung, die erhaltene plasmatische FVIII-Aktivität, die Anzahl der Notwendigkeit zusätzlicher FVIII-Infusionen und die Anzahl der Blutungsereignisse nach Therapiestart als Endpunkte. Interessanterweise erfolgte wie auch in den Studien zu Roctavian die Bestimmung der FVIII-Aktivitäten mittels eines Actin FSL-basierten Einstufen-Tests sowie dem erwähnten chromogenen Testverfahren der Firma Chromogenix (COATEST® SP FVIII assay) auf einem BCS XP-Analyser. Im Gegensatz zu den Analysen im Rahmen der Studien zu Roctavian erfolgte hierbei die Kalibration der Assay mittels ReFacto AF® (Pfizer), also einem kommerziell erhältlichen, BDD-FVIII-SQ. Zwölf Teilnehmer der Studie konnten über mehr als 2 Jahre lang nachverfolgt werden, wobei keine signifikante Abnahme der initial erreichten Faktor-VIII-Aktivität über die Zeit beobachtet wurde (12,9 ± 6,9 IE/dl (%) nach 26 bis 52 Wochen gegenüber 12,0 ± 7,1 IE/dl (%) nach >52 Wochen nach Therapiebeginn). Vergleichbar zu den Ergebnissen der Studien zu Roctavian wurden hierbei im Vergleich zu dem chromogenen Tetsverfahren mit dem Einstufen-Test ca. 1,5-fach höhere Werte ermittelt [14].

Auch im Rahmen der Gentherapie-Studien bzgl. SB-525 (AAV2/6) finden sich die vorstehend beschriebenen Assay-Diskrepanzen generell wieder. SB-525 ist ein recombinanter AAV-Serotyp 6 (rAAV6)-Vektor der ebenfalls ein BDD-FVIII-Molekül codiert [15]. Elf Patienten nahmen an der initialen Phase-I/II-Studie teil, wobei 5 Teilnehmer die höchste applizierte Dosis von 3×10^{13} vg/kg KG erhielten. Die Patienten in dieser Kohorte zeigten innerhalb von 5 Wochen nach Therapiestart normale FVIII-Aktivitäten, die bis in Woche 40, dem aktuell publizierten Beobachtungsstand, stabil blieben. Über den zeitlichen Verlauf der Beobachtungen hinweg zeigten sich auch in dieser Patientengruppe die bereits vorstehend beschriebenen Assay-Diskrepanzen (mittlere Ratio Einstufen-/ chromogener Test = 1,56) [15].

Publizierte Daten zu den möglichen Mechanismen hinter diesen bei trotz verschiedener Therapieansätze doch vergleichbaren Assay-Diskrepanzen finden sich aktuell insbesondere für Roctavian [16]. So zeigten umfassende *in vitro* Versuche mit verschiedenen Testreagenzien als auch die Analyse lokaler Laborbefunde, dass die beobachteten Unterschiede zwischen Einstufen- und chromogenen Testverfahren über eine breite Palette an unterschiedlichen Reagenzien hinweg reproduzierbar waren bzw. sind. Des Weiteren konnte ausgeschlossen werden, dass etwa die für die Expression in menschlichen Leberzellen durchgeführte Codon-Optimierung für diesen Effekt verantwortlich zeichnet. Auch bei der Expression des Konstrukts in humanen embryonalen Nierenzellen (HEK293 cells) zeigte sich diese Diskrepanz, so dass ein auf Hepatozyten beschränkter Effekt als ausgeschlossen erscheint. Festzustellen ist hierbei, dass die Unterschiede auf eine gemessene höhere spezifische Aktivität bei Anwendung eines Einstufen-Tests zurückzuführend sind. Interessanterweise fand sich dieser Effekt jedoch auf humane Zelllinien begrenzt, trat etwa bei Expression des Konstrukts in CHO-Zellen nicht auf. Bei Experimenten mit Plasmaproben zweier Teilnehmern konnte gezeigt werden, dass transgener FVIII-SQ eine frühere Faktor-Xa- und Thrombinbildung mit sich bringt, was die höhere Aktivität in den Einstufen-Tests erklären könnte [16].

Während diese Erkenntnisse auch auf andere Gentherapie-Ansätze übertragbar scheinen, bleiben die diesem Effekt zugrundeliegenden, biochemischen Eigenschaften weiterhin ungeklärt. Eine Korrelation mit den klinischen Daten der Patienten zeigte jedoch, dass beide Testverfahren prinzipiell für eine Bewertung des Therapieerfolgs herangezogen werden können. Eine konservativere Herangehensweise wäre und ist sicherlich die Analyse von Proben von Patienten unter einer FVIII-Gentherapie mit einem chromogenen Testverfahren. Alternativ hierzu erscheint die Einführung eines Korrekturfaktors zur Bewertung der Ergebnisse eines Einstufen-Tests möglich.

4.2. Assay-Diskrepanzen im Rahmen der Gentherapie der Hämophilie B

Die gegenwärtig eingesetzten AAV-Vektoren für die Gentherapie der Hämophilie B nutzen eine genetische Besonderheit aus: die in der Natur beobachtete sogenannte Padua-Variante des FIX, bei der eine Punktmutation Ursache für einen einzelnen Aminosäureaustausch ist, R338L. Bei der Verwendung von Einstufentests liegt die Faktor IX:C-Aktivität dieser natürlich vorkommenden Variante etwa um den Faktor 8 höher als bei Wildtyp-FIX [17]. So zeigte der in diesem Fallbericht beschriebene Patient eine FIX:C von 776 % und ein Faktor IX-Antigen von 92 % der Norm, entsprechend einer spezifischen Aktivität von 8,4.

Wird humaner FIX-Padua für die Gentherapie als Bestandteil eines Expressionsvektors eingesetzt, kommt es in Hämophilie B-Mäusen zu einer vergleichbar erhöhten Aktivität: im Plasma der Mäuse, die eine Gentherapie mit FIX-Padua erhalten haben, liegt die spezifische FIX-Aktivität im OSA ca. 8-fach höher als bei Mäusen, die eine Gentherapie mit FIX-Wildtyp erhalten haben. Bemerkenswerterweise zeigt die Messung im chromogenen Aktivitätstest (hier: Biophen IX) für FIX-Padua nur eine gegenüber dem Wildtyp etwa 4-fach erhöhte Aktivität [18].

Neben Aktivitätsbestimmungen aus Plasmen von Tieren oder Menschen nach Gentherapie werden in der Literatur auch Messreihen mit FIX-Mangelplasmen beschrieben, die mit rekombinantem FIX-Protein aus der Zellkultur versetzt wurden. In mehreren Arbeiten konnte gezeigt werden, dass Messungen mit Plasma von Patienten nach Gentherapie und von Plasmaproben, die mit dem rekombinant gewonnenen Protein (aus HEK293) versetzt ("gespikt") worden sind, vergleichbare Ergebnisse liefern. So verglichen Foley et al. [19] 13 verschiedene Einstufentests und zwei chromogene Testverfahren im Wesentlichen unter Verwendung von "gespikten" Plasmen, nachdem sie die weitgehende Übereinstimmung der FIX-Aktivität in diesen und in Plasmen von gentherapierten Patienten gezeigt hatten. In den 13 verschiedenen Einstufentests ergab die Messung identischer Plasmen unterschiedliche FIX-Aktivitäten über eine gewisse Spannbreite. Der höchste gemessene Aktivitätswert (mit PTT Automate) war ca. 80 % höher als der niedrigste Aktivitätswert (gemessen mit Actin-FSL). Dabei zeigte sich zwischen den untersuchten Testverfahren eine hervorragende Korrelation (Pearson >0,99), so dass die gemessene FIX-Aktivität in einem Testverfahren recht unproblematisch mathematisch in eine Aktivität für ein anderes Messverfahren umgerechnet werden kann.

Generell ergaben Reagenzien mit den Aktivatoren Silica und Kaolin (wie PTT Automate, TriniClot aPTT HS und S sowie Cephascreen) höhere Aktivitätswerte für FIX als Reagenzien mit dem Aktivator Ellagsäure (wie Pathromtin, Synthafax und Actin-FSL). Die Reproduzierbarkeit (oder Präzision) für die Bestimmung der FIX-Aktivität in Plasmaproben, die mit rekombinanten humanen FIX-Padua "gespikt" wurden, war dabei nicht unterschiedlich zur Präzision für parallel gemessene Standard-Plasmaproben, d.h. die beobachteten Unterschiede über die verschiedenen Testverfahren lassen sich nicht durch Inpräzision erklären. Wie zu erwarten, nahm die Präzision sowohl für "gespikte" Proben als auch für Kontrollen mit sinkender Konzentration ab.

Diese Beobachtung deckt sich mit den Ergebnissen einer weiteren Studie, in der für Teste mit den Aktivatoren Kaolin und Silica etwa 60 % höhere FIX-Aktivitäten ermittelt wurden als für den mit dem Aktivator Ellagsäure durchgeführten Tests in einem Zentrallabor [20].

Betrachtet man die Daten aus beiden Studien gemeinsam, so kann man ferner festhalten, dass die FIX-Aktivität im Einstufentest im Mittel stets etwa 2-3-fach über den Werten lag, die mit den verfügbaren chromogenen Tests (Biophen FIX und ROX factor IX) ermittelt wurden [19, 20].

Während die biochemische Grundlage der beobachteten Unterschiede der Aktivatoren (und auch für die Phospholipide, die in den verschiedenen Reagenzien ja aus unterschiedlichen Quellen stammen) auf die FIX-Aktivität nur bedingt erklärbar ist, darf man annehmen, dass der frühen Generierung von FVIIIa in Einstufentests eine entscheidende Bedeutung bei der Bestimmung höherer FIX-Aktivitätswerte zukommt, als dies im CSA der Fall ist. Aktivierter FIX (basierend auf FIX aus dem Patientenplasma) und FX bilden gemeinsam mit FVIIIa als Kofaktor einen trimolekularen Komplex, den "Tenasekomplex". Nach Abschluss der enzymatischen Aktivierung von FX entlässt der Tenasekomplex FXa, der dann im nachfolgenden Schritt (und in Anwesenheit des Kofaktors FVa) Prothrombin in Thrombin überführt. In Abwesenheit von FVIIIa können FIXa und FX einen Komplex bilden, der zunächst die Aktivierung von FX behindert [21]. Dann wäre die vergleichsweise "späte" Generierung von FVIIIa im chromogenen Test ursächlich für die niedriger gemessene Aktivität. Welche Aktivitätswerte aber tatsächlich "korrekt" sind, also die im Kreislauf des gentherapierten Patienten vorhandene FIX-Aktivität am besten reflektieren, kann aus den vorliegenden Daten und der mechanistischen Betrachtung nicht schlüssig abgeleitet werden. Biologisch wäre es denkbar, sowohl der "frühen" Aktivierung von FIX (durch tissue factor/FVIIa) – entsprechend der "höheren" Aktivität im OSA – als auch dem Überschuss an FVIIIa in der späteren Gerinnungsphase – entsprechend der "niedrigeren" Aktivität im CSA – eine ausschlaggebende Rolle beizumessen.

Damit kann zusammenfassend festgehalten werden, dass grundsätzlich alle Messverfahren zur Bestimmung der FIX-Aktivität nach Gentherapie geeignet sind. Zur Beurteilung der FIX-Aktivität sollte ein und derselbe Patient langfristig mit demselben Testverfahren untersucht werden; die nahezu perfekte Korrelation zwischen den Einstufentests scheint allerdings eine Umrechnung möglich zu machen, so dass auch mit einem Wechsel des Reagenzes die Kontinuität in der Expression (bei Rückrechnung auf das "ursprüngliche" Reagenz) möglich sein sollte. Im konservativen Ansatz wird man sich vielleicht für die Messung im CSA entscheiden.

Zusammenfassung

Zur Bestimmung der FVIII- und FIX-Aktivität kommen Einstufen-Tests und chromogene Testverfahren zum Einsatz. Beobachtungen bei verschiedenen Gentherapieansätzen für Hämophilie A und B zeigen Abweichungen zwischen diesen Testverfahren, die auf die biochemischen Eigenschaften der exprimierten Faktoren zurückzuführen sind. Im Falle der Gentherapie der Hämophilie A führt dies zu höheren Werten im Einstufen-Test im Vergleich zu chromogenen Testverfahren. Bei der Gentherapie der Hämophilie B, bei der die Padua-Variante des FIX-Padua eingesetzt wird, finden sich in Einstufentests ebenfalls höhere Aktivitätswerte, möglicherweise aufgrund der in diesem Testsystem früheren Generierung von aktiviertem FVIII. Trotz dieser Unterschiede können beide Testmethoden als prinzipell geeignet für die Bestimmung der Faktorenaktivität im Rahmen der Gentherapie betrachtet werden, wobei eine Umrechnung der Werte zwischen den Testverfahren als möglich erscheint.

Literatur

1. Müller J, Miesbach W, Prüller F, et al.; Standing Commission Labor (STAEKOLA) of the Society of Thrombosis and Haemostasis Research (GTH). An update on laboratory diagnostics in haemophilia A and B. Hamostaseologie 2022;42:248-260.

2. Peyvandi F, Oldenburg J, Friedman KD. A critical appraisal of one-stage and chromogenic assays of factor VIII activity. J Thromb Haemost 2016;14:248-61.

3. Pavlova A, Delev D, Pezeshkpoor B, et al. Haemophilia A mutations in patients with non-severe phenotype associated with a discrepancy between one-stage and chro-

mogenic factor VIII activity assays. Thromb Haemost 2014;111:851-61.

4. Suzuki A, Suzuki N, Kanematsu T, et al. Impact of variation in reagent combinations for one-stage clotting assay on assay discrepancy in nonsevere haemophilia A. Int J Lab Hematol 2021;43:131-138.

5. Kihlberg K, Strandberg K, Rosén S, et al. Discrepancies between the one-stage clotting assay and the chromogenic assay in haemophilia B. Haemophilia 2017;23:620-627.

6. Mikaelsson M, Oswaldsson U, Jankowski MA. Measurement of factor VIII activity of B-domain deleted recombinant factor VIII. Semin Hematol 2001;38(2 Suppl 4):13-23.

7. Wilmot HV, Hogwood J, Gray E. Recombinant factor IX: discrepancies between one-stage clotting and chromogenic assays. Haemophilia 2014;20:891-7.

8. Augustsson C, Norström E, Andersson NG, et al. Monitoring standard and extended half-life products in hemophilia: Assay discrepancies for factor VIII and IX in pre- and postinfusion samples. Res Pract Thromb Haemost 2020;4:1114-1120.

9. Bowyer AE, Lowe AE, Tiefenbacher S. Laboratory issues in gene therapy and emicizumab. Haemophilia 2021;27 Suppl 3:142-147.

10. Robinson MM, George LA, Carr ME, et al. Factor IX assay discrepancies in the setting of liver gene therapy using a hyperfunctional variant factor IX-Padua. J Thromb Haemost 2021; 19:1212-1218.

11. Rangarajan S, Walsh L, Lester W, et al. AAV5-Factor VIII gene transfer in severe hemophilia A. N Engl J Med 2017;377:2519-2530.

12. Ozelo MC, Mahlangu J, Pasi KJ, et al.; GENEr8-1 trial group. Valoctocogene roxaparvovec gene therapy for hemophilia A. N Engl J Med 2022;386:1013-1025.

13. Pasi KJ, Rangarajan S, Mitchell N, et al. Multiyear follow-up of AAV5-hFVIII-SQ gene therapy for hemophilia A. N Engl J Med 2020;382: 29-40.

14. George LA, Monahan PE, Eyster ME, et al. Multiyear factor VIII expression after AAV gene transfer for hemophilia A. N Engl J Med 2021;385:1961-1973.

15. Leavitt AD, Konkle BA, Stine K, et al. Updated follow-up of the Alta study, a phase 1/2 study of giroctocogene fitelparvovec (SB-525) gene therapy in adults with severe hemophilia A. Blood 2020;136 (Supplement 1):12.

16. Rosen S, Tiefenbacher S, Robinson M, et al. Activity of transgene-produced B-domain-deleted factor VIII in human plasma following AAV5 gene therapy. Blood 2020;136:2524-2534.

17. Simioni P, Tormene D, Tognin G, et al. X-linked thrombophilia with a mutant factor IX (factor IX Padua). N Engl J Med 2009;361:1671-5.

18. Le Quellec S, Dane AP, Barbon E, et al. Recombinant adeno-associated viral vectors expressing human coagulation FIX-E456H variant in hemophilia B mice. Thromb Haemost 2019; 119:1956-1967.

19. Foley JH, Shehu E, Riddell A, et al. Differences in wild-type- and R338L-tenase complex formation are at the root of R338L-factor IX assay discrepancies. Blood Adv 2023; 7(3):458-467.

20. Robinson MM, George LA, Carr ME, et al. Factor IX assay discrepancies in the setting of liver gene therapy using a hyperfunctional variant factor IX-Padua. J Thromb Haemost 2021;19: 1212-1218.

21. Whelihan MF, Orfeo T, Gissel MT, Mann KG. Coagulation procofactor activation by factor XIa. J Thromb Haemost 2010;8:1532-9.

5. Leberbezogene Fragen bei der Gentherapie

Die Leber ist häufig von viralen und anderen Infektionen betroffen und hat eine komplexe Verteidigungsstrategie entwickelt, um die Auswirkungen dieser Angriffe zu mildern. Es ist daher nicht überraschend, dass die Einführung von fremdem genetischen Material in eine Leberzelle zu einer Reaktion führt, die in vielen Fällen zu einer hepatischen Entzündung (als "Hepatitis" bezeichnet) führt. Die Leber ist jedoch ein großes, robustes Organ und regeneriert sich schnell, sodass selbst großflächige Verletzungen bei einem gesunden Organ ohne signifikante Auswirkungen toleriert werden. So führt eine vorübergehende virale Infektion mit beispielsweise Hepatitis A oder Hepatitis E zu einer kurzen Hepatitis, bei der die Leberenzyme (z.B. Alanin-Aminotransferase (ALT)) auf weit über tausend ansteigen, aber eine vollständige Erholung folgt in der Regel. Im Gegensatz dazu führt chronische virale Entzündung, zum Beispiel durch eine chronische Hepatitis-C-Infektion, zu geringfügigen Schäden und Vernarbungen, die jedoch nach mehreren Jahrzehnten zu Zirrhose führen können [1]. Sobald Zirrhose und signifikante Vernarbung der Leber aufgetreten sind, steigt das Risiko für Leberkrebs erheblich [2]. Angesichts der typischen Reaktion auf hepatische Schädigungen würde man vorhersagen, dass die Gentherapie eine vorübergehende Leberentzündung induzieren würde, die, solange sie nicht anhält, nicht zu dauerhaften Leberschäden führen würde. Klinische Studien deuten bisher darauf hin, dass dies tatsächlich der Fall ist. Viele Patienten weisen nach der AAV-basierten Gentherapie eine kurze Hepatitis-Phase auf, die jedoch nicht zu signifikanten Leberschäden führt (zusammengefasst in [3]). Obwohl die Auswirkungen einer mit Gentherapie assoziierten Hepatitis auf die Leberfunktion trivial sein können, kann die Entzündung, die auf die Einführung von fremder DNA in einen Hepatozyten folgt, zum Verlust oder zur Unterdrückung des eingeführten Transgens führen, was einen Ausfall der Effekte der Gentherapie verursacht [4]. Daher besteht das Hauptanliegen bei der hepatischen Gentherapie für Hämophilie darin, die therapeutischen Vorteile zu erhalten, und nicht in Bedenken hinsichtlich der langfristigen Lebergesundheit. In dieser Übersicht werde ich kurz die Auswirkungen der Gentherapie auf die Leberfunktion skizzieren, mögliche Mechanismen und therapeutische Ansätze diskutieren und mit einer Zusammenfassung der potenziellen Risiken für hepatische Malignität abschließen.

5.1. Gentherapie-assoziierte Hepatitis

Die durch Adeno-assoziiertes Virus (AAV) vermittelte Gentherapie hat sich als der derzeit bedeutsamste Weg zur Übertragung von Genen auf die Leber bei Menschen mit Hämophilie herausgestellt. Medikamente sowohl für Hämophilie A als auch für Hämophilie B, die diesen Ansatz nutzen, haben nun ihre klinische Bewertung abgeschlossen [5, 6] und sind entweder verfügbar oder befinden sich in einem fortgeschrittenen Stadium der Zulassung in Europa und den USA. Die klinischen Studien zeigen, dass bei diesen Medikamenten ein gewisses Maß an Hepatitis häufig ist. Die Häufigkeit abnormaler Leberfunktionstests ist bei Behandlungen für Hämophilie A im Vergleich zu Hämophilie B größer – in der GENEr8-1-Studie für Hämophilie A entwickelten 86 % der Patienten eine Hepatitis [5], während dies bei 20 % der Patienten in der HOPE-B-Studie für Hämophilie B der Fall war [6]. Die Hepatitis wird durch einen Anstieg der Leber-Transaminsasen (hauptsächlich ALT und AST) diagnostiziert und ist normalerweise mild. Tatsächlich wurde in einigen Behandlungsstudien Hepatitis als Anstieg der Leberenzyme im normalen Bereich definiert. Es wurden keine Fälle von klinisch signifikanter Hepatitis gemeldet, und die in Hy's "Gesetz" festgelegten Kriterien (weit verbreitet zur Anzeige medikamentös induzierter Leberschäden von ernsthafter Bedeutung [7]) wurden nie erreicht. Aus hepatologischer Sicht wird die mit AAV assoziierte Hepatitis daher nicht als klinisch signifikant eingestuft. Die mit der Gentherapie verbundene Hepatitis könnte jedoch mit einer Reduktion der Expression von Gerinnungsfaktoren [8] verknüpft sein, die in einigen Fällen zum Therapieversagen führen kann. Die Aufmerksamkeit hat sich daher auf therapeutische Maßnahmen verlagert, die den Einfluss der Hepatitis auf die Expression von Gerinnungsfaktoren reduzieren könnten.

5.2. Mechanismen der Hepatotoxizität

Frühe Studien mit durch AAV vermittelter Gentherapie deuteten darauf hin, dass eine Immunreaktion, gemessen an der Aktivierung von T-Zellen, zumindest teilweise für die Hepatitis verantwortlich war. Dies führte zu Versuchen, die Leberentzündung mit immunsuppressiver Therapie rückgängig zu machen. Die frühen Studien verwendeten hohe Dosen von Prednisolon. Dies schien bei einigen Patienten die Leberentzündung zu reduzieren und die Gerinnungsfaktorspiegel wiederherzustellen [8]. Allerdings profitierten nicht alle Patienten auf diese Weise, und Versuche, anhand von T-Zell-"Elispot"-Assays vorherzusagen, wer darauf ansprechen würde oder nicht, waren nicht immer erfolgreich. Dies führte zum empirischen Ansatz, alle Patienten mit bereits minimal erhöhten Leberenzymen mit hohen Dosen von Steroiden zu behandeln. Dieser Ansatz wurde mittlerweile weitgehend übernommen. Der großzügige Einsatz von Prednisolon führte zu einer Zunahme von Nebenwirkungen aufgrund der bekannten Nebenwirkungen von Steroiden, und dies dämpfte etwas die Begeisterung für den Einsatz von langfristiger Immunsuppression und die Einführung von steroidsparenden Therapieschemata, ähnlich wie sie bei autoimmuner Hepatitis verwendet werden. So kamen Regime mit Budesonid, zusätzlichen Immunsuppressiva wie Azathioprin und Mycophenolat sowie sogar das stärkere Tacrolimus zum Einsatz. Die Vielzahl unterschiedlicher Therapieschemata, die jeweils in verschiedenen Situationen und Dosierungen angewendet werden, hat, vielleicht vorhersehbar, zu keiner klaren Konsensmeinung über den optimalen Managementansatz bei einer AAV-assoziierten Hepatitis geführt, und weitere Arbeiten in diesem Bereich sind dringend erforderlich. Die Zulassungsbehörden haben einen Konsensalgorithmus entwickelt, der eine Behandlung mit reduzierten Dosen von Prednisolon vorsieht, aber die Evidenzbasis für diesen Ansatz ist begrenzt und stellt die derzeitige "am besten allgemein akzeptierte" Sichtweise dar, anstatt einen datenbasierten Konsens, der aus klinischen Studien abgeleitet wurde.

Eine wichtige ungelöste Frage bei der AAV-assoziierten Hepatitis ist die zugrunde liegende Pathophysiologie. Es wurden zwei Haupthypothesen vorgeschlagen, die sich keineswegs gegenseitig ausschließen. Die erste Hypothese geht davon aus, dass eine Immunreaktion gegen Bestandteile des viralen Vektors die Entzündung auslöst, und Studien über reaktive T-Zellen deuten darauf hin, dass die T-Zell-Aktivierung mit einer Hepatitis-Reaktion in Verbindung steht [8]. Dieser Zusammenhang ist jedoch keineswegs allgemeingültig, und die Versuche einen eindeutigen Zusammenhang zwischen der Reaktion auf Immunsuppression und Steroide nachzuweisen lieferten unterschiedliche Ergebnisse. Eine alternative Erklärung ist, dass die Überexpression von künstlich hergestellten Gerinnungsfaktoren in Hepatozyten zu intrazellulärem Stress führt, der Zelltod und Entzündung auslöst. Mausmodelle unterstützen diese Annahme [9]. In der Kapelanski-Lamoureux-Studie wurden die Versuchstiere mit einer fettreichen Diät gefüttert und zur Überexpression von Proteinen gezwungen, die zur Fehlfaltung neigen. In dieser künstlichen Situation führte der Leberstress zur Entwicklung von Leberzellkarzinomen bei den Mäusen. Dies ist natürlich ein ganz anderes Szenario als die Gentherapie beim Menschen, bei der die Proteine so konzipiert sind, dass sie gut und nicht falsch gefaltet sind, aber es verdeutlicht die potenzielle Toxizität von fremdem proteinhaltigem Material, wenn auch in Tiermodellen. Kleinere Studien an menschlichen Biopsien von Patienten, die sich einer Gentherapie unterzogen haben [10], zeigten keine Anzeichen von Stress des endoplasmatischen Retikulums und es gab keine Hinweise auf eine signifikante Fibrose oder anhaltende Leberschäden. In dieser wichtigen Studie wurden die Biopsien einige Zeit nach dem Abklingen der Hepatitis entnommen. Die Daten der histologischen Untersuchungen der Gewebeproben während der Entzündung werden mit Interesse erwartet. Zu den alternativen Modellen zur Erklärung der mit der AAV-Gentherapie verbundenen Entzündung gehören lokale Mikrotromben oder zelluläre Reaktionen auf episomale DNA. Um die dieser Hepatitis zugrundeliegenden Mechanismen zu ermitteln, sind noch viele weitere Forschungsarbeiten erforderlich, die nach Ansicht des Autors durch Leberbiopsien von Patienten während der Entzündungsphase erheblich erleichtert werden können.

5.3. Leberkrebs und AAV-Gentherapie

Bei jedem Eingriff, bei dem die Möglichkeit einer Schädigung des Wirtsgenoms besteht, muss die Karzinogenese berücksichtigt werden. Dies gilt insbesondere für die DNA-vermittelte Gentherapie, bei der die Möglichkeit einer schädlichen Integration in die menschliche DNA geprüft werden muss. Das AAV-Virus repliziert vorwiegend als Episom und integriert sich normalerweise nicht in Wirtschromosomen – dies ist natürlich ein ganz anderer Mechanismus der Produktion von Fremdproteinen als bei Lentiviren, die sich bevorzugt in Wirtschromosomen integrieren. Es ist daher unwahrscheinlich, dass der AAV-Lebenszyklus zu bösartigen Veränderungen führt. Tierstudien deuten darauf hin, dass die Häufigkeit der Integration von AAV-Genmaterial in Wirts-Chromosomen gering ist. Zudem haben bisherige Studien keine Hinweise auf eine Integration im Zusammenhang mit potenziellen onkogenen Veränderungen ergeben [11], was vielleicht darauf hindeutet, dass das Risiko einer signifikanten Genotoxizität gering ist. Bei jeder Bewertung der potenziellen Karzinogenese eines neuartigen Therapeutikums ist es wichtig, die Hintergrundrate der Malignität zu berücksichtigen. Dies ist von besonderer Bedeutung für Menschen mit Hämophilie. Viele der älteren Faktorprodukte, die zur Behandlung von Gerinnungsstörungen verwendet wurden, waren mit Viren kontaminiert, und viele Patienten wurden tragischerweise mit Hepatitis B und/oder C (und allzu oft auch mit HIV) infiziert. Auch bei Personen, deren einziger Nachweis einer früheren Hepatitis-B-Exposition Antikörper gegen das Kernprotein der Hepatitis B (Anti-HBc) sind, besteht ein erhöhtes Risiko für Leberkrebs [12]. Eine chronische Infektion mit dem Hepatitis-C-Virus war bei Menschen mit Hämophilie sehr häufig, und obwohl hochwirksame antivirale Medikamente in großem Umfang zur "Heilung" der Hepatitis-C-Infektion eingesetzt werden [13], bleibt auch nach Erradikation des Virus ein Restrisiko für eine bösartige Erkrankung bestehen [14]. Das Risiko einer bösartigen Erkrankung ist bei Patienten, die vor der Entwicklung einer Zirrhose eine antivirale Therapie erhalten haben, sehr gering, doch sobald sich eine Zirrhose entwickelt hat, steigt das Risiko einer bösartigen Veränderung über einen längeren Zeitraum erheblich an, selbst wenn der Infektionserreger durch die antivirale Therapie beseitigt worden ist. Derzeit geht man davon aus, dass dieses Risiko über viele Jahre bestehen bleibt. Daher haben Menschen mit Hämophilie, die dem Hepatitis-B-Virus ausgesetzt waren (d.h. anti-HBc-positiv sind) und Hepatitis C (d.h. Hepatitis-C-Virus-Antikörper-positiv sind), ein erhöhtes Hintergrundrisiko für bösartige Veränderungen, auch wenn keine Gentherapie durchgeführt wird. Die Situation wird durch die zunehmende Prävalenz der nichtalkoholischen Fettlebererkrankung (NAFLD) und der nichtalkoholischen Steatohepatitis (NASH), die mit Leberfibrose und sogar Leberzirrhose einhergehen, noch schwieriger. Menschen mit einer Fettlebererkrankung und Zirrhose haben ein deutlich erhöhtes Leberkrebsrisiko, aber auch Menschen mit einem geringeren Fibrosegrad haben eine erhöhte Inzidenz von Leberzellkarzinomen [15]. Es gibt also mehrere Faktoren, die bei Menschen mit Hämophilie vorhanden sein können und das Risiko für Leberkrebs erhöhen. Angesichts dieses hohen Hintergrundrisikos wird es äußerst schwierig sein, eine mögliche Erhöhung der Karzinogenese durch die AAV-vermittelte Gentherapie zu erkennen, und alle Fälle von Leberkrebs, die sich nach der Exposition entwickeln, müssen mit großer Sorgfalt bewertet werden. Bisher hat sich ein Fall von Leberkrebs nach einer AAV-Therapie entwickelt, und eine umfassende Analyse des malignen Lebergewebes, die eine vollständige Genomsequenzierung umfasste, ergab, dass die Exposition gegenüber AAV höchstwahrscheinlich keine ursächliche Rolle gespielt hat [16]. Bei künftigen Tumoren müssen ähnlich umfangreiche Untersuchungen durchgeführt und die behandelten Patienten sowie geeignete Kontrollpersonen langfristig beobachtet werden, um festzustellen, ob die AAV-Gentherapie ein relevantes karzinogenes Potenzial besitzt.

5.4. Management von Lebererkrankungen bei Patienten vor, während und nach der Gentherapie

Das Risiko der Gentherapie für die Leber selbst ist minimal, und selbst bei Patienten mit ausgeprägter Narbenbildung und Zirrhose ist die Wahrscheinlichkeit, dass es zu einem Leberversagen kommt, wahrscheinlich sehr gering. In den bisherigen klinischen Studien wurden Patienten mit Zirrhose von der Teilnahme ausgeschlossen, und es gibt keine Sicherheitsdaten über die Behandlung in dieser Bevölkerungsgruppe. Es ist möglich, dass diese Patienten mit weniger gut auf die Behandlung ansprechen, da die Leberfibrose das Eindringen von AAV in die Hepatozyten beeinträchtigen kann, und es ist wahrscheinlich, dass eine Hepatitis nach der Behandlung schwieriger zu behandeln ist – hochdosierte Steroide können bei Menschen mit Zirrhose Aszites und Flüssigkeitsretention auslösen, wenn eine signifikante portale Hypertension vorliegt. Daher ist es ratsam, Patienten mit Zirrhose zum jetzigen Zeitpunkt keine Gentherapie anzubieten, obwohl solche Entscheidungen von Fall zu Fall getroffen werden sollten, wobei der Patient über die Risiken und Vorteile gut informiert sein sollte. Die Zirrhose vor der Behandlung kann durch eine Reihe von nicht-invasiven Untersuchungen beurteilt werden, aber angesichts der Veränderungen des Serumbilirubins (aufgrund einer geringgradigen Hämolyse) und der Gewebsmetalloproteasen (aufgrund von Gelenkschäden), die bei Menschen mit Hämophilie auftreten können, kann die Verwendung von Bluttests (z.B. ELF-Tests und Fibroscore), die sich auf diese Marker stützen, unzuverlässig sein, und ihre Validierung in dieser Bevölkerungsgruppe ist dringend erforderlich. Die Bewertung der Lebersteifigkeit mittels transienter Elastographie ist inzwischen eine gut etablierte Technik, die eine Bewertung der Leberfibrose ermöglicht [17], und dieser Ansatz kann vor einer Gentherapie sicher angewendet werden. Es ist wichtig zu erkennen, dass der Wert der Elastographie im Ausschluss einer Zirrhose liegt, und während sie in diesem Bereich eine hohe Sensitivität und Spezifität aufweist, ist sie bei der Beurteilung geringerer Fibrosegrade weniger genau. Nach Ansicht des Autors ist eine Bewertung der Lebersteifigkeit mittels Fibroscan vor der Behandlung ein wertvolles Screening-Instrument zum Ausschluss von Personen mit erheblicher Leberfibrose vor einer Gentherapie.

Die Wechselwirkungen zwischen der AAV-Gentherapie und anderen hepatotropen Viren wurden nicht untersucht, da solche Patienten auch von den aktuellen klinischen Studienprogrammen ausgeschlossen wurden. Das Vorhandensein einer aktiven Virusreplikation in den Hepatozyten vor der Behandlung wird die Ergebnisse wahrscheinlich nicht verbessern, und es scheint ratsam, sicherzustellen, dass alle Patienten, die in der Vergangenheit mit Hepatitis C in Berührung gekommen sind, eine kurative antivirale Therapie erhalten haben, bevor sie sich einer Gentherapie unterziehen. Es ist unklar, wie Patienten mit aktiver Hepatitis-B-Infektion behandelt werden sollten, und wenn solche Patienten für eine AAV-vermittelte Gentherapie in Betracht gezogen werden sollen, erscheint es sinnvoll, sicherzustellen, dass die HBV-Replikation durch den Einsatz starker antiviraler Mittel wie Tenofovir oder Entecavir unterdrückt wird.

Nach einer vollständigen Untersuchung der Leber kann die Gentherapie bei den meisten Patienten eingesetzt werden. Im Anschluss an die Behandlung sollte eine regelmäßige Bewertung der Leberfunktion mit Hilfe von Standard-Leberfunktionstests erfolgen. Für Patienten, die eine AAV-Hepatitis entwickeln, gibt es keinen evidenzbasierten therapeutischen Ansatz (siehe oben), aber die Zulassungsbehörden empfehlen eine Behandlung mit einer reduzierten Steroiddosis, und in Ermangelung besserer Daten sollte dieser Ansatz verfolgt werden, um die Wahrscheinlichkeit eines Behandlungsversagens zu verringern.

Nach erfolgreicher AAV-Gentherapie und einer Rückkehr der Leberfunktionstests in den Normalbereich sollte eine routinemäßige Leberüberwachung mit regelmäßigen Leberfunktionstests fortgeführt werden. Es ist unklar, ob das denkbare Risiko eines Leberzellkarzinoms ausreicht, um eine regelmäßige Überwachung auf Leberkrebs zu rechtfertigen, aber angesichts der derzeitigen Ungewissheit ist es sinnvoll, allen Patienten ein solches Screening anzubieten. Die Überwachung auf Leberkrebs umfasst in der Regel 6-monatliche Ultraschalluntersuchungen zusammen mit der Überwachung des Alfa-Fetoprotein-Spiegels.

Zusammenfassung

Die AAV-vermittelte Gentherapie ist eine aufregende neue therapeutische Möglichkeit für Menschen mit Hämophilie. Die Leber ist das Zielorgan für diese neue Therapie, und es überrascht nicht, dass die Behandlung zu einer gewissen Leberentzündung führt. Dies ist in der Regel aus hepatologischer Sicht unbedenklich, doch ist ein umgehender Einsatz von Immunsuppressiva erforderlich, um einen frühen Verlust des eingeführten Gens zu verhindern. Die langfristigen Risiken der Gentherapie für die Lebergesundheit müssen noch ermittelt werden, aber bis die langfristige Sicherheit bewertet werden kann, ist es ratsam, den Grad einer möglichen Leberfibrose vor Beginn der Behandlung zu beurteilen (um eine Bewertung der zugrunde liegenden Lebererkrankung zu ermöglichen) und die Patienten im Rahmen der regelmäßigen Nachsorge auf Malignität zu überwachen, um die entfernte Möglichkeit der Entwicklung von Leberkrebs auszuschließen.

Literatur

1. D'Souza R et al. Prevalence of hepatitis C-related cirrhosis in elderly Asian patients infected in childhood. Clin Gastroenterol Hepatol 2005;3(9):910-7.

2. Ioannou GN et al. Differences in hepatocellular carcinoma risk, predictors and trends over time according to etiology of cirrhosis. PLoS One 2018;13(9):e0204412.

3. Miesbach W, GR Foster, F Peyvandi. Liver-related aspects of gene therapy for hemophilia: need for collaborations with hepatologists. J Thromb Haemost 2023;21(2):200-203.

4. Mingozzi F, KA High. Immune responses to AAV vectors: overcoming barriers to successful gene therapy. Blood 2013;122(1):23-36.

5. Mahlangu J et al. Two-year outcomes of valoctocogene roxaparvovec therapy for hemophilia A. N Engl J Med 2023;388(8):694-705.

6. Pipe SW et al. Gene therapy with etranacogene dezaparvovec for hemophilia B. N Engl J Med 2023;388(8):706-718.

7. Lee WM. Drug-induced hepatotoxicity. N Engl J Med 2003;349(5):474-85.

8. Nathwani AC et al. Adenovirus-associated virus vector-mediated gene transfer in hemophilia B. N Engl J Med 2011;365(25):2357-65.

9. Kapelanski-Lamoureux A et al. Ectopic clotting factor VIII expression and misfolding in hepatocytes as a cause for hepatocellular carcinoma. Mol Ther 2022;30(12):3542-3551.

10. Fong S et al. Interindividual variability in transgene mRNA and protein production following adeno-associated virus gene therapy for hemophilia A. Nat Med 2022;28(4):789-797.

11. Gil-Farina I et al. Recombinant AAV integration is not associated with hepatic genotoxicity in nonhuman primates and patients. Mol Ther 2016;24(6):1100-1105.

12. Coppola N et al. Association between anti-HBc positivity and hepatocellular carcinoma in HBsAg-negative subjects with chronic liver disease: A meta-analysis. Medicine (Baltimore) 2016;95(30):e4311.

13. Drysdale K et al. English hepatitis C registry data show high response rates to directly acting anti-virals, even if treatment is not completed. Aliment Pharmacol Ther 2020;52(1):168-181.

14. Su F, Ioannou GN. The impact of direct-acting antiviral therapy for hepatitis C on hepatocellular carcinoma risk. Curr Hepatol Rep 2018;17(4):377-384.

15. Dyson J et al. Hepatocellular cancer: the impact of obesity, type 2 diabetes and a multidisciplinary team. J Hepatol 2014;60(1):110-7.

16. Schmidt M et al. Molecular evaluation and vector integration analysis of HCC complicating AAV gene therapy for hemophilia B. Blood Adv 2023;7(17):4966-4969.

17. Tapper EB, Parikh ND. Diagnosis and management of cirrhosis and its complications: A Review. JAMA 2023;329(18):1589-1602.

6. Immunantwort auf AAV-vermittelte Gentherapie bei Hämophilie

Hämophilie ist eine X-chromosomal-rezessiv vererbte Krankheit, die durch das Fehlen eines funktionierenden Gerinnungsfaktors verursacht wird [1]. Die häufigste Form ist die Hämophilie A, an der 1 von 5.000 männlichen Neugeborenen leidet und die mit einer Funktionsstörung des Gerinnungsfaktors (F)VIII zusammenhängt. Hämophilie B, die auf einen Mangel an FIX zurückzuführen ist, tritt bei etwa 1 von 25.000 Geburten auf. Andere Hämophilieformen wie die durch einen Mangel an FXI gekennzeichnete Hämophilie C oder die erworbene Hämophilie sind selten und betreffen im Gegensatz zu Hämophilie A und B sowohl Männer als auch Frauen. Traditionell wird Hämophilie durch eine Faktorersatztherapie behandelt, die entweder prophylaktisch oder bei Bedarf nach einer Verletzung verabreicht wird. Eine der schwerwiegendsten Nebenwirkungen dieser Therapie ist die Entwicklung von Inhibitoren, d.h. Antikörpern, die den Gerinnungsfaktor neutralisieren und damit seine Wirksamkeit aufheben [2]. Weitere Probleme, mit denen Hämophiliepatienten konfrontiert sind, sind zunehmende Schäden an Muskeln und Gelenken aufgrund wiederholter subklinischer Blutungen [3].

Jüngste Fortschritte in der Gentherapie mit Vektoren auf der Basis von Adeno-assoziierten Viren (AAV) bieten eine alternative Behandlungsmöglichkeit. Sie bietet die Chance auf eine zumindest temporäre Heilung der Hämophilie B und eine vorübergehende Korrektur der Hämophilie A. Die Expression von FVIII zur Korrektur von Hämophilie A ist durch die Größe und die kurze Halbwertszeit des Proteins problematisch [4, 5].

AAVs sind apathogene Dependoviren, die zur Replikation ein Hilfsvirus wie ein Adenovirus benötigen. Das AAV-Genom ist einfach und besteht aus einer einzelsträngigen DNA mit zwei invertierten terminalen Repeats (ITRs), die zwei offene Leserahmen namens Rep und Cap flankieren, die für regulatorische Sequenzen und die drei Kapsidantigene namens VP1-3 kodieren, die durch Spleißen eines Proteins entstehen. In AAV-Vektoren werden die Rep- und Cap-Gene durch eine Expressionskassette für das therapeutische Protein ersetzt, und die gelöschten Gene werden während der Vektorproduktion in trans übertragen [6].

Es gibt mehrere AAV-Serotypen, die sich vor allem in den Sequenzen der hypervariablen Schleifen der Kapsidproteine und damit in ihrem Gewebetropismus unterscheiden [7]. Neutralisierende Antikörper [8, 9] und T-Zellen [10] gegen AAVs, die bei einem beträchtlichen Teil der menschlichen Bevölkerung zu finden sind, zeigen jedoch oft eine relevante Kreuzreaktivität zwischen den Serotypen [11, 12].

Obwohl die Gentherapie potenziell eine Heilung der vererbten Hämophilie ermöglicht, gibt es nach wie vor Probleme, die durch das Immunsystem verursacht werden. Das Immunsystem hat sich entwickelt, um den Menschen vor Krankheitserregern wie Viren, Bakterien, Parasiten und dergleichen zu schützen, und unterscheidet nicht zwischen einem schädlichen Eindringling und einem medizinisch nützlichen viralen Gentherapievektor. Die AAV-vermittelte Gentherapie führt zur Aktivierung von angeborenen und adaptiven Immunreaktionen, die zumindest beim Menschen zu unerwünschten Ereignissen und in einigen Fällen zum Verlust der AAV-transduzierten Zellen und damit des therapeutischen Proteins führen [13]. In diesem Kapitel wurden die verschiedenen Arten von Immunreaktionen erörtert, die nach AAV-Gentransfer bei Versuchstieren oder Menschen mit Hämophilie beobachtet wurden.

6.1. AAV-Vektoren

Die AAV-Serotypen, die hauptsächlich zur Behandlung der Hämophilie eingesetzt werden, sind AAV8, AAV5 und AAV3 mit einem genetisch veränderten Kapsid [14, 15]. In der Regel werden die Vektoren intravenös verabreicht, um die Hepatozyten zu erreichen. Bei Mäusen haben AAV8-Vektoren einen hohen Tropismus für Leber, Herz und Muskel, AAV3 infiziert hauptsächlich das Herz und AAV5 ist selektiver für die Leber [16]. Bei Mäusen mit humanisierter Leber ist dies nicht der Fall; dort erreicht ein AAV3-Vektor mit zwei Aminosäuremodifikationen, nämlich S663V und T492V, eine 8- bzw. 80-mal höhere Leberzelltransduktion als AAV8 bzw. AAV5 [17], was möglicherweise eine entsprechende Verringerung der Vektordosis ermöglicht, die einer der Hauptparameter ist, der das Ausmaß negativer Immunreaktionen auf den AAV-Gentransfer beeinflusst [18].

Für die AAV-Produktion werden verschiedene Methoden verwendet. Eine verwendet ein dreifaches Transfektionsprotokoll von Säugetierzellen, wie HEK 293-Zellen, mit Plasmiden, die Rep/Cap, Helper-Sequenzen des Adenovirus und die Transgen-Expressionskassette enthalten [19]. Andere beruhen auf der Produktion in Insektenzellen, die wesentliche AAV-Gene exprimieren und mit einem rekombinanten Baculovirus infiziert sind, das die Transgen-Expressionskassette trägt [20]. Letzteres führt zwar tendenziell zu höheren Vektorausbeuten, aber auch zu einem höheren Prozentsatz an Vektoren, die kein Genom, ein verkürztes oder umgeordnetes Genom oder ein Genom aus den bei der Vektorproduktion verwendeten Plasmiden oder Helferzelllinien enthalten [21]. Leere Vektoren oder Vektoren mit fehlerhaftem Genom produzieren das therapeutische Protein in transfizierten Zellen nicht, tragen aber zur Induktion von Immunreaktionen bei [22].

6.2. AAV-Vektordosis und Immuntoxizität

Niedrige Dosen von AAV-Vektoren wie die von AAV2, die in einer empfohlenen Dosis von $1{,}5\times10^{11}$ vg durch intravitreale oder subretinale Injektion zur Korrektur der RPE65-Form der Leberschen kongenitalen Amaurose verabreicht werden, lösen im Allgemeinen keine schädlichen Immunreaktionen aus [23]. Die Dosen in den ersten Phase-I-Versuchen zur Korrektur der Hämophilie B reichten von 8×10^{10} bis 2×10^{12} vg/kg eines AAV2-Vektors, der FIX unter einem hepatozytenspezifischen Promotor exprimiert und über die Leberarterie verabreicht wurde. Mit den niedrigeren Dosen konnten keine therapeutisch bedeutsamen FIX-Spiegel erreicht werden, während bei einer der drei Personen in der Hochdosisgruppe ein Anstieg der FIX-Spiegel auf 10 % des Normalwerts zu verzeichnen war. Die FIX-Spiegel erreichten etwa in der zweiten Woche ihren Höchststand, danach zeigte der Patient einen subklinischen Anstieg der Transaminasen und der zirkulierenden AAV-Capsid-spezifischen T-Zellen, der mit einem Rückgang der FIX-Spiegel auf den Ausgangswert einherging [24]. Auf der Grundlage zusätzlicher Studien kam man zu dem Schluss, dass die hohe Dosis des AAV-Vektors eine $CD8^+$-T-Zell-Reaktion auf die viralen Capsid-Antigene ausgelöst hatte, die die transduzierten Hepatozyten eliminierte [25]. Eine weitere Studie, bei der ein CpG-Motiv-reduzierter selbstkomplementärer AAV8-Vektor in einer Dosis von 2×10^{11}-2×10^{12} vg/kg in die periphere Vene verabreicht wurde, wiederholte diese Ergebnisse, konnte aber den vollständigen Verlust der FIX-Expression durch eine kurze Immunsuppression mit Prednisolon verhindern, die verabreicht wurde, sobald die Patienten einen Anstieg der Transaminasen zeigten [26].

In späteren Studien wurde das effizientere FIX Padua verwendet, das eine Verringerung der Vektordosis ermöglichte. In einer Studie mit einem modifizierten AAV3-Vektor, der in einer Dosis von 5×10^{11} vg/kg eingesetzt wurde, erreichten 90 % der Patienten anhaltende therapeutische FIX-Spiegel, und nur 20 % benötigten eine vorübergehende Immunsuppression [27].

In nachfolgenden Studien zur Hämophilie A wurden AAV3- oder AAV5-Vektoren in einer Dosierung von 5×10^{11} bis 6×10^{13} vg/kg verwendet. Bei den meisten Patienten kam es zu einem Anstieg der Transaminasen, der auf eine immunvermittelte Abstoßung hinwies, die in den meisten, aber nicht allen Fällen durch Immunsuppression unter Kontrolle gebracht werden konnte [28, 29].

Bei Versuchen für andere Indikationen wie die Behandlung von Störungen des zentralen Nervensystems oder neuromuskulären Erkrankungen werden AAV-Vektoren in Dosen von über 10^{14} vg/kg verwendet. Diese hohen Dosen führen zu einer erheblichen Toxizität, die in einigen Fällen zum Tod führte [30, 31]. Zu den immunvermittelten Toxizitäten gehören Hepatotoxizität [32] und Myokarditis [33, 34], die beide wahrscheinlich durch die Aktivierung von $CD8^+$-T-Zellen verursacht werden, sowie die thrombotische Mikroangiopathie (TMA) aufgrund der Komplementaktivierung [35]. Auch eine Toxizität der Rückenmarkswurzel wird beobachtet, doch es ist nicht bekannt, ob diese durch eine Immunreaktion oder eine Toxizität des Transgenprodukts verursacht wird [36].

6.3. Angeborene Immunreaktionen auf AAV

AAV-Vektoren lösen durch die Bindung an mehrere Erregererkennungsrezeptoren (PRR) vorübergehende angeborene Immunreaktionen aus. Insbesondere Komponenten des viralen Kapsids dienen als pathogenassoziierte molekulare Muster (PAMPs), die mit dem Toll-like-Rezeptor (TLR) 4 oder 2 auf der Zelloberfläche interagieren [37]. Das virale Genom kann mit PPRs in Endosomen interagieren. CpG-Motive im Genom signalisieren über TLR9 [38], während einzelsträngige RNA mit TLR7/8 interagiert [39]. Doppelstrangige RNA, die durch die Bildung von Haarschleifen entsteht, kann sowohl mit dem endosomalen TLR3 als auch mit dem zytoplasmatischen Melanomdifferenzierungs-assoziierten Protein 5 (MAD5) interagieren, das nach Bindung an das Etinsäure-induzierbare Gen (RIG) das mitochondriale antivirale Signalprotein (MAVS) aktiviert (☞ Abb. 6.1) [39]. CpG-Sequenzen innerhalb des Vektorgenoms scheinen die wichtigsten PAMPs von AAV-Vektoren zu sein, da ihre Verarmung zumindest bei Tieren die Induktion von $CD8^{+}$-T-Zellen, nicht aber von B-Zellen durch AAV-Vektoren stark reduziert [40]. In den meisten laufenden klinischen Studien werden AAV-Vektoren mit einem reduzierten CpG-Gehalt verwendet. In einer Studie, in der ein AAV8-Vektor mit hohem CpG-Gehalt verwendet wurde, zeigten 7/8 der Studienteilnehmer trotz Behandlung mit Steroiden einen raschen Verlust des Transgenprodukts [41]. Die Autoren argumentierten, dass der hohe CpG-Gehalt, der durch die Codon-Optimierung des Transgens eingeführt wurde, adaptive Reaktionen verstärkte, die die transduzierten Hepatozyten entfernten und nicht durch Immunsuppression kontrolliert werden konnten.

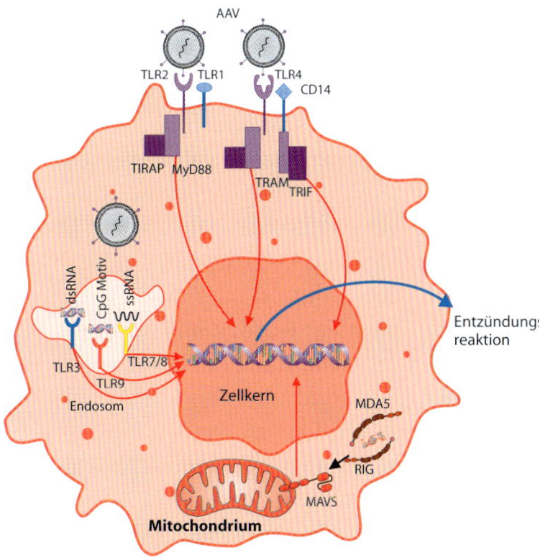

Abb. 6.1: Wege der AAV-vermittelten Aktivierung des angeborenen Immunsystems.
AAV: Adeno-assoziierter Virusvektor, dsRNA: Doppelstrang-RNA, ssRNA: einzelgestrandete RNA, TLR: Toll-like-Rezeptor, TIRAP: Adapterprotein, das die Toll/Interleukin-1-Rezeptordomäne enthält, TRAM: Translozierendes kettenassoziiertes Membranprotein, TRIF: TIR-Domäne enthaltender Adapter, der Interferon-β induziert, MDA-5: Melanomdifferenzierungs-assoziiertes Protein 5, RIG 1: Retinsäure-induzierbares Gen I, MAVS: Mitochondriales antivirales Signalprotein.

Interaktionen zwischen PAMPs und PRRs führen über verschiedene Signalkaskaden stromabwärts der PRRs zur Aktivierung von Transkriptionsfaktoren wie Nuclear Factor Kappa B (NF-κB), Activator Protein (AP)-1, Interferon Regulatory Transcription Factor (IRF) 3 und IRF7, die Entzündungsreaktionen auslösen, die durch die Aktivierung angeborener Zellen wie natürlicher Killerzellen, Monozyten, dendritischer Zellen und neutrophiler Zellen und die Produktion von Zytokinen und Chemokinen gekennzeichnet sind. Die angeborenen Reaktionen sind kurzlebig, aber für die Induktion der adaptiven Immunität unerlässlich.

Der AAV-Gentransfer aktiviert das Komplement, was bei hohen Vektordosen von $>10^{14}$ vg/kg bei einigen TMA-Patienten zu Organschäden aufgrund von Gerinnselbildung in kleinen Arterien und Kapillaren geführt hat [35]. Die Komplementaktivierung erfolgt über drei Wege [42], den traditionellen Weg, bei dem ein an sein kognitives Antigen gebundener Antikörper die Aktivierung der Komplementkomponente (C)1 auslöst (☞ Abb. 6.2A). Beim alternativen Weg bindet der Erreger direkt an C3 und löst nach dessen Aufspaltung in C3b und C3a die Kaskade aus (☞ Abb. 6.2B). Ein dritter Weg beinhaltet die Bindung von Lektinen, die auf dem Erreger vorhanden sind, direkt an C3b; dieser Weg spielt bei der Komplementaktivierung nach AAV-Gentransfer keine Rolle. Der traditionelle Weg erfordert das Vorhandensein von AAV-spezifischen Antikörpern, die durch eine frühere Infektion induziert oder durch den AAV-Gentransfer stimuliert worden sein könnten. Wie in Abb. 6.2 dargestellt, führt die Bindung des mit AAV komplexierten Antikörpers zur Aktivierung von C1, was den Abbau von C4 und C2 in a- und b-Fragmente bewirkt. Der C4b- und C2a-Komplex bindet C3 und löst dessen Abbau zu C3b und C3a aus. C3b bildet dann zusammen mit C4b und C2a die C5-Konvertase, die C5 in C5a und b aufspaltet. C5b bindet C6, C7 und C9, die nach dem Zusammenschluss zum Membranangriffskomplex Poren in die Membran von Krankheitserregern stanzen können oder mit Hilfe spezifischer Antikörper infizierte Zellen lysieren. Beim alternativen Weg bindet der Erreger direkt an C3 und löst durch dessen Spaltung in C3a und C3b die Kaskade aus. Von AAV ist bekannt, dass es C3, C3b oder iC3b bindet und somit wahrscheinlich den alternativen Komplementweg auslöst [43]. Fragmente von C3 (☞ Abb. 6.2C) haben eine Reihe von biologischen Funktionen: C3a ist ein Anaphylatoxin, das die Aktivierung und Migration von angeborenen Immunzellen auslöst. C3b wird für die Aktivierung der Komplementkaskade benötigt, während sein inaktives Fragment, iC3b, an Komplementrezeptoren bindet, die von B- und follikulären dendritischen Zellen (FDC) exprimiert werden. C3d dient nachweislich als Adjuvans, C3f ist ein schwaches

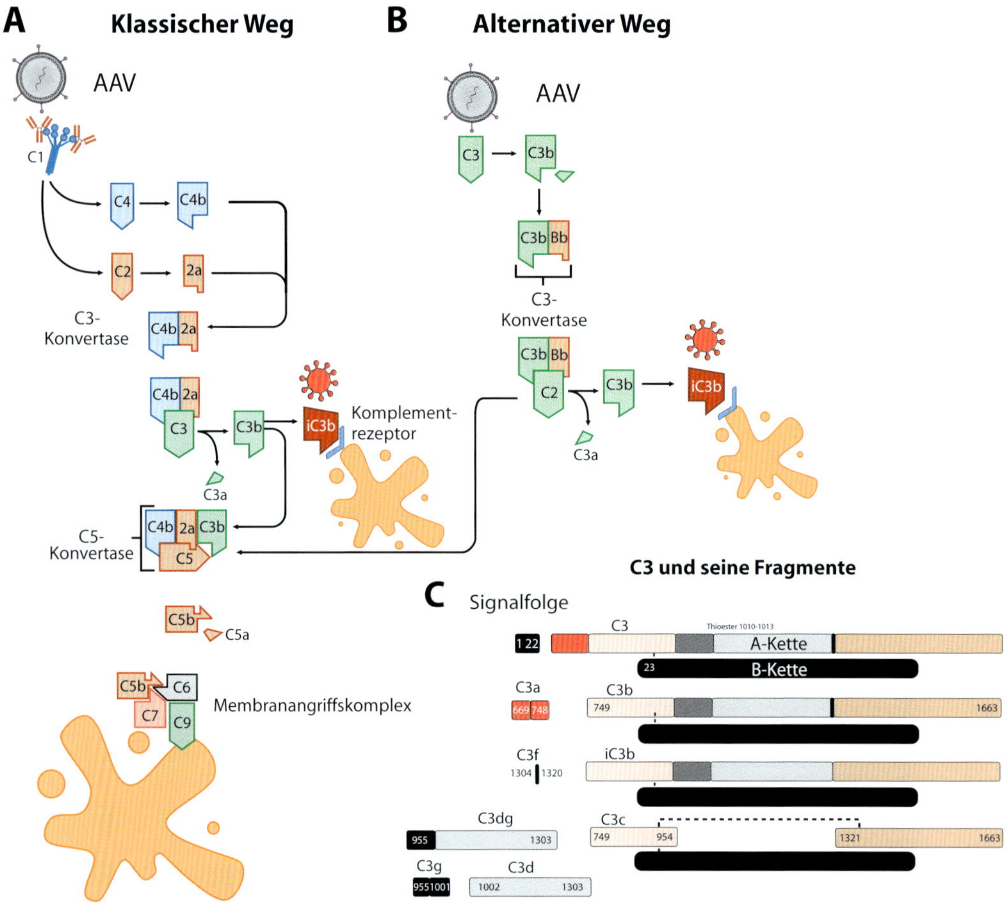

Abb. 6.2: **A:** Klassischer Weg der Komplementaktivierung, **B:** Alternativer Weg der Komplementaktivierung. **C:** Fragmente von C3, die bei der Komplementaktivierung entstehen.

Spasmogen und fungiert wie C3 als Anaphylatoxin. C3gd bindet an Komplementrezeptoren und zielt auf die Phagozytose von Pathogenen [44]. Die Fähigkeit der AAV-Vektoren, an C3 und einige seiner Abbauprodukte zu binden, fördert auch die Aktivierung von B-Zell-Reaktionen, wie unten beschrieben. Die Aktivierung des Komplementsystems kann durch Medikamente wie Eculizumab, das den Abbau von C5 blockiert und zur Behandlung von TMA eingesetzt wird [45], oder APL-9, ein kleines Peptidmedikament, das die Aktivierung von C3 blockiert, gehemmt werden [46].

6.4. Adaptive Immunreaktionen auf den AAV-Gentransfer

6.4.1. Vorhandene adaptive Immunität gegen AAV

Die meisten Menschen werden in der Kindheit mit AAV infiziert und haben daher ein immunologisches Gedächtnis für die Capsid-Antigene der AAV-Vektoren. Da die B-Zellen-Antwort auf eine AAV-Infektion anhaltend ist, tragen auch Erwachsene häufig neutralisierende AAV-Antikörper. Die Seroprävalenzraten von neutralisierenden AAV-Antikörpern variieren je nach Alter, geografischem Standort und AAV-Serotyp (☞ Abb. 6.3) [47-52]. Es sollte auch beachtet werden, dass die Ergebnisse durch Unterschiede in den Neutralisierungstests, die von verschiedenen Labors verwendet werden, beeinflusst werden [53].

Neutralisierende Antikörper hemmen die AAV-Transduktion insbesondere dann, wenn die Vektoren in das Gefäßsystem verabreicht werden, wie es für die Behandlung der Hämophilie typisch ist. Patienten mit mäßigen bis hohen AAV-neutralisierenden Antikörpertitern kommen daher derzeit für einen Gentransfer mit einem serologisch kreuzreaktiven Vektor nicht in Frage.

Es wurden mehrere Methoden erprobt, um AAV-spezifische neutralisierende Antikörper entweder zu umgehen oder zu vermindern. Es wurde gezeigt, dass leere AAV-Vektoren, die im Überschuss zu den transgenhaltigen Vektoren hinzugefügt werden, als Köder für bereits vorhandene Antikörper dienen können [54], aber dieser Ansatz birgt das Risiko, AAV-spezifische T-Zell-Antworten zu verstärken; Gedächtnis-T-Zellen können durch leere AAV-Vektoren aktiviert werden, die jedoch vermutlich aufgrund des Fehlens von CpG-Motiven

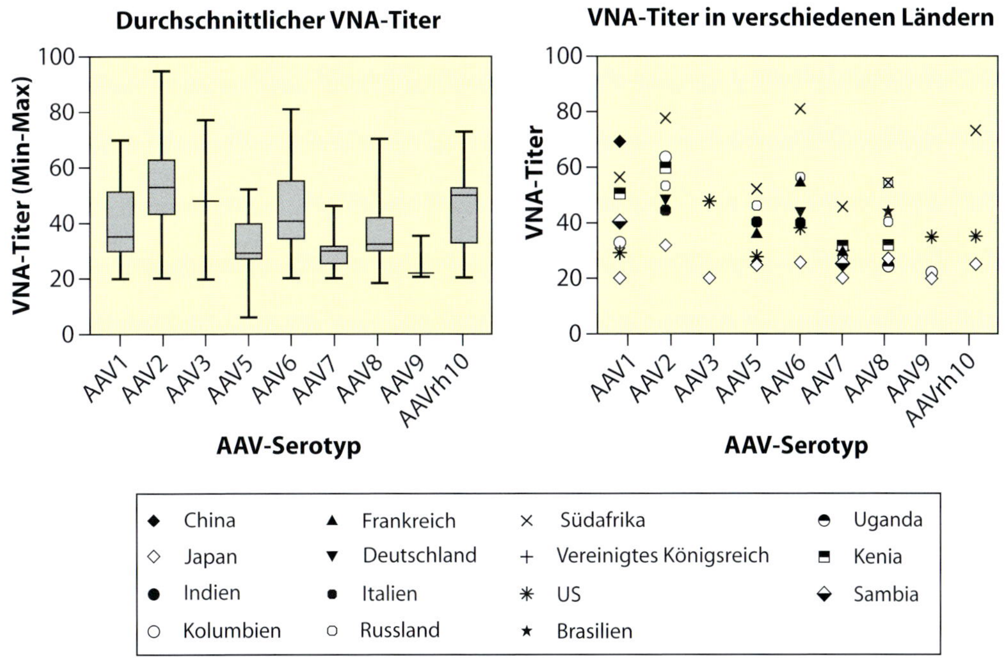

Abb. 6.3: **A:** Titer von Antikörpern beim Menschen, die verschiedene AAV-Serotypen neutralisieren. Die Daten stammen aus den Referenzen [47-52]. **B:** Titer bei Menschen mit Wohnsitz in verschiedenen Ländern.
VNA: virus neutralizing antibodies.

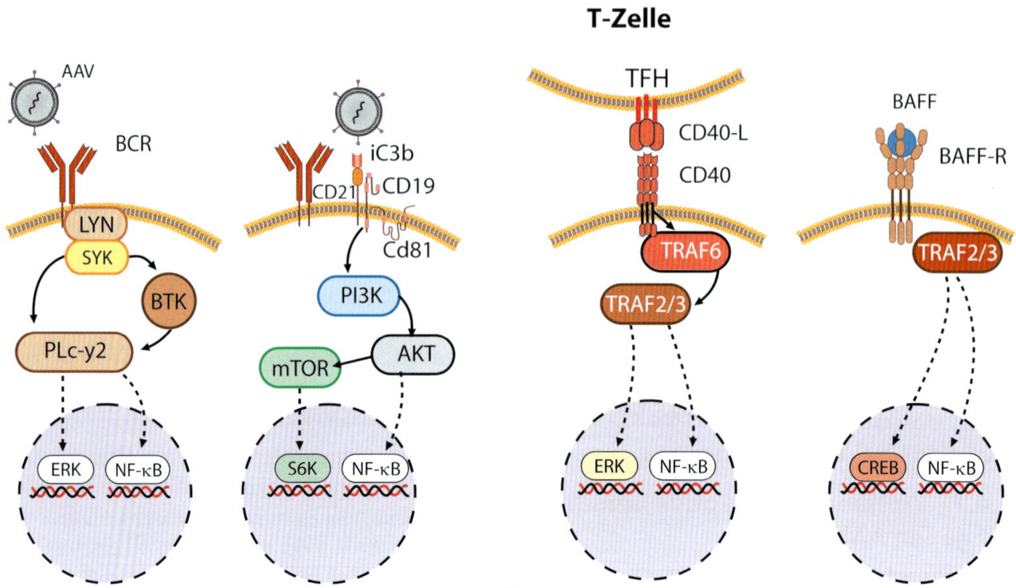

Abb. 6.4: Wege der AAV-vermittelten Aktivierung von B-Zellen.
BCR: B-Zell-Rezeptor, LYN und SYK: Tyrosin-Proteinkinasen, BTK: Bruton-Tyrosinkinase, PLC-g2-1: Phosphatidylinositol-4,5-bisphosphat-Phosphodiesterase-Gamma-2, Erk: extrazelluläre Signal-regulierte Kinase, NF-kB: Kernfaktor Kappa B, PI3K: Phosphoinositid-3-Kinase, AKT: Proteinkinase B, mTOR: Säugetierziel von Rapamycin, S6K: Ribosomales Protein S6-Kinase beta, TFH: follikuläre T-Helferzelle, CD40L: Ligand für CD40, TRAF: TNF-Rezeptor-assoziierter Faktor, BAFF: B-Zell-aktivierender Faktor, BAFF-R: Rezeptor für BAFF, CREB: cAMP-Response-Element-Bindungsprotein.

keine naiven $CD8^+$-T-Zellen stimulieren [22]. Durch wiederholte Plasmapherese können Antikörper entfernt werden, und dieser Ansatz kann durch Hinzufügen eines AAV-Antikörper-spezifischen Immunadsorptionsschritts noch effizienter gemacht werden [55, 56].

Antikörper können durch den Einsatz der Immunglobulin (Ig)G spaltenden Endopeptidase Imilifidase zerstört werden, die bei nicht-menschlichen Primaten eine erneute Verabreichung von AAV-Vektoren ermöglicht [57]. In einem ähnlichen Ansatz wurde gezeigt, dass ein monoklonaler Antikörper gegen den neonatalen Fc-Rezeptor, der auf Endothelzellen exprimiert wird und den Abbau von IgG verhindert, die zirkulierenden Konzentrationen von IgG-Antikörpern, einschließlich derjenigen, die AAV neutralisieren, reduziert und damit einen erfolgreichen AAV-Gentransfer in nichtmenschliche Primaten ermöglicht, die vor der Behandlung AAV-seropositiv waren [58].

AAV-Kapsid-spezifische T-Zellen, die zwischen verschiedenen Serotypen kreuzreagieren, sind beim Menschen häufig anzutreffen; etwa 40 % bzw. 47 % der gesunden Erwachsenen erwiesen sich als positiv für AAV-Kapsid-spezifische $CD8^+$- bzw. $CD4^+$-T-Zellen, wenn sie mittels intrazellulärer Zytokinfärbung [10] und Durchflusszytometrie getestet wurden, während eine empfindlichere Methode solche T-Zellen bei fast allen Erwachsenen nachwies [59]. Der Prozentsatz der Responder und die Häufigkeit von AAV-Capsid-spezifischen T-Zellen ist bei nichtmenschlichen Primaten höher, die im Gegensatz zum Menschen einen AAV-vermittelten hepatischen Gentransfer tolerieren, ohne eine Immunreaktion auszulösen, die das Transgenprodukt produzierenden Zellen eliminiert [10]. Dies könnte zum Teil darauf zurückzuführen sein, dass Menschen zwar eine beträchtliche Häufigkeit von AAV-spezifischen Gedächtnis-T-Zellen aufweisen, nichtmenschliche Primaten jedoch eine höhere Häufigkeit und einen höheren Anteil an Effektor-T-Zellen mit erhöhter Expression des programmierten Zelltodproteins 1 (PD-1) haben. Dies wiederum könnte auf eine Erschöpfung der T-Zellen aufgrund der Persistenz von AAVs zurückzuführen sein, die durch natürliche Infektionen erworben wurden.

6.4.2. Antikörperreaktionen auf den AAV-Gentransfer

Antikörperreaktionen auf die AAV-Kapsidantigene sind sehr stark und anhaltend und beeinträchtigen, wie bereits erwähnt, die erfolgreiche Wiederanwendung von serologisch kreuzreaktiven AAV-Vektoren. Zwei Arten von B-Zellen reagieren wahrscheinlich auf die AAV-Kapsidantigene: so genannte marginale B-Zellen, die sich ohne Hilfe von T-Zellen sehr schnell in IgM-sezernierende Zellen differenzieren können, die nicht geschaltete Antikörper mit niedriger Affinität produzieren, und B2-B-Zellen. Die letztgenannte B-Zell-Untergruppe, die von nun an als B-Zellen bezeichnet wird, kann sich entweder außerhalb der Keimzentren (GCs) zu kurzlebigen Plasmazellen (PCs) differenzieren, die hauptsächlich, aber nicht ausschließlich IgM-Antikörper produzieren [60]. Obwohl ihre Differenzierung im Allgemeinen die Hilfe von T-Zellen erfordert, können sich Antworten auf hochstrukturierte, sich wiederholende Antigene wie die Kapsid-Antigene auf AAV-Partikeln auch ohne diese entwickeln [61]. Langlebige, affinitätsgereifte PCs und Gedächtnis-B-Zellen entwickeln sich in den GCs, die sich nach einer antigenen Herausforderung in den Lymphknoten bilden [62]. Sie bestehen aus hellen und dunklen Zonen. An Antikörper oder Komplement-C3-Fragmente gebundene Antigene werden, sobald sie die helle Zone der GC erreichen, an Fc- oder Komplementrezeptoren auf follikuläre dendritische Zellen (FDCs) abgelagert, die sie in ein nicht abbaubares Kompartiment überführen, von wo aus sie regelmäßig an die Zelloberfläche transloziert werden. Innerhalb der hellen Zone des GC können B-Zellen mit einem B-Zell-Rezeptor (BCR) der passenden Spezifität das Antigen von den FDCs aufnehmen, was wiederum ihre Aktivierung auslöst. Außerdem verarbeiten die B-Zellen das Antigen, was durch die TLR-9-Signalisierung gehemmt wird [63], die durch die CpG-Abreicherung des Genoms des AAV-Vektors noch verstärkt werden dürfte. B-Zellen präsentieren dann antigene Peptide, die mit MHC-Klasse-II-Molekülen assoziiert sind, an follikuläre T-Helferzellen (TFH), die ihrerseits durch CD40-CD40-Ligand-Interaktionen (L) Überlebenssignale an die B-Zellen senden [64]. IgM dient als BCR auf naiven B-Zellen, während auf Gedächtnis-B-Zellen sowohl IgM als auch IgG exprimiert werden können. CD19/21 dienen als Co-Rezeptoren für den BCR. CD21 ist ein Komplementrezeptor, der C3b und das stabilere iC3b binden kann. Dies ermöglicht es dem BCR, an AAV zu binden, das über iC3b an CD21 komplexiert ist; dies wiederum führt zur Verlagerung der Komplexe in *Lipid Rafts*, was die Internalisierung des BCR verzögert und dadurch seine Signalwirkung um das bis zu 100-fache verstärkt, was zu deutlich erhöhten Antikörperreaktionen führt [65]. Nachdem B-Zellen mit FDCs und TFH-Zellen interagiert haben, wandern sie in die dunkle Zone des GC, wo sie sich vermehren und einen Klassenwechsel, eine Hypermutation und eine Umstrukturierung ihrer variablen Ig-Gene vornehmen. Anschließend kehren sie in die helle Zone zurück. B-Zellen mit BCRs mit geringer Affinität sind nicht in der Lage, um Antigen oder TFH-Hilfe zu konkurrieren und werden apoptotisch. B-Zellen, die mehr Antigen für die Interaktion mit den TFH-Zellen aufnehmen können, können für eine weitere Runde der Proliferation und Hypermutation in die dunkle Zone zurückkehren, oder sie können die GCs als langlebige Plasmazellen verlassen, die typischerweise im Knochenmark beheimatet sind, oder als Gedächtnis-B-Zellen, die in das lymphatische Gewebe wandern. Gedächtnis-B-Zellen können außerhalb oder innerhalb der GCs schnell reaktiviert werden und sind weniger auf die Hilfe von T-Zellen angewiesen als naive B-Zellen [66].

Mehrere B-Zell-Oberflächenmoleküle tragen zu den Signalwegen bei, die zur Aktivierung der B-Zellen führen [67]. Der IgM-BCR, der eine kurzes intrazytoplasmatisches Ende hat, aktiviert die Tyrosin-Proteinkinase SYK über LYN, während IgG mit seinem längeren Ende SYK direkt aktivieren kann. Dies führt zur Aktivierung der Bruton-Tyrosinkinase (BTK)/B-Zell-Linker (BLNK) und von dort zur 1-Phosphatidylinositol-4,5-bisphosphat-Phosphodiesterase gamma-2 (PCLG2). In naiven B-Zellen ist BTK für die Aktivierung von PCLG2 entscheidend, während in Gedächtnis-B-Zellen BTK umgangen werden kann [68]. PCLG2 wiederum bewirkt über mehrere zusätzliche Schritte die Aktivierung der Transkriptionsfaktoren *Nuclear Factor of Activated T Cells* (NFAT), Erk und NF-κB; NFAT und NF-κB regulieren Gene, die für

Zytokine und Wachstumsfaktoren kodieren, NF-κB steigert darüber hinaus die Expression von Immunrezeptoren, Proteinen, die an der Antigenverarbeitung beteiligt sind, Zelladhäsionsmolekülen, Chemokinen, Akutphasenproteinen, Apoptoseregulatoren und anderen, während Erk den Zellzyklus fördert. Die CD19-Signalübertragung aktiviert Phosphoinositid-3-Kinasen (PI3K) / Proteinkinase B (AKT) / *Mammalian Target of Rapamycin* (mTOR), was zu einer erhöhten Protein- und Lipidsynthese und zu einem Wechsel von der Energiegewinnung durch oxidative Phosphorylierung zur Glykolyse führt [69]. Die CD40-Signalübertragung wird durch die Bindung an den CD40-Liganden (L) auf TFH-Zellen aktiviert [70]; sie verstärkt die Aktivierung von Erk und NF-κB und aktiviert darüber hinaus die Signalgeber und Aktivatoren der Transkription (STAT) 1 und 3, wobei erstere die Interferone (IFN) vom Typ I und II regulieren und letztere die Zellproliferation, Entzündungsreaktionen und mitochondriale Funktionen beeinflussen. Der Rezeptor des B-Zell-aktivierenden Faktors (BAFF) induziert nach seiner Interaktion mit BAFF auch den NF-κB-Signalweg und es wurde gezeigt, dass er durch die Aktivierung der Transkriptionsfaktoren des cAMP-Response-Element-bindenden Proteins (CREB) eine Rolle beim Überleben der B-Zellen spielt [71]. Während der verschiedenen Schritte ihrer Differenzierung exprimieren B-Zellen unterschiedliche Oberflächenmarker, die zusammen mit einigen der Signalwegmoleküle zur Dämpfung der B-Zell-Reaktionen auf den AAV-Gentransfer verwendet wurden.

Rapamycin (Sirolimus), ein mTOR-Inhibitor, hemmt nachweislich vorübergehend die Stimulierung naiver B-Zellen [72], erweist sich jedoch als unwirksam, um den Abruf von Gedächtnis-B-Zellen zu blockieren [68]. Da die AAV-Vektoren über einen längeren Zeitraum in den Lymphknoten verbleiben, die mit den FDCs komplexiert sind, wurden außerdem nach Absetzen der Rapamycin Behandlung deutliche Antikörperreaktionen beobachtet [68]. Bei Mäusen führte der BTK-Inhibitor Ibrutinib, der zusammen mit Rapamycin verabreicht wurde, zu einer nachhaltigeren Hemmung der durch den AAV-Vektor ausgelösten B-Zell-Antworten, war aber ebenfalls unwirksam bei der Hemmung von Gedächtnis-B-Zellen [68].

Rituximab, ein Anti-CD20-Antikörper, der Patienten mit Morbus Pompe im Rahmen einer Gentherapiestudie zusammen mit Rapamycin verabreicht wurde, hemmt nachweislich B-Zell-Reaktionen auf AAV-Capsid [69, 73]. Dies wurde in Tierstudien bestätigt, in denen die Kombination von CD20-Antikörpern mit BAFF oder Rapamycin die erneute Verabreichung eines AAV-Vektors ermöglichte. Es sei jedoch darauf hingewiesen, dass Rituximab zwar naive und Gedächtnis-B-Zellen eliminieren kann, aber gegen Plasmazellen, die die Expression von CD20 herunterregulieren, unwirksam ist. Sie können durch Bortezomib abgetötet werden, das durch Blockierung des 26S-Proteasoms zu einer Stressreaktion des endoplasmatischen Retikulums (ER) führt, gefolgt vom Tod der metabolisch hyperaktiven Plasmazellen [74-77].

Bislang hat der AAV-Gentransfer nicht zur Bildung von Inhibitoren geführt, was vermutlich darauf zurückzuführen ist, dass die Empfänger eher funktionsdepletierende als Deletionsmutationen ihrer faktorcodierenden Gene aufwiesen, die zusammen mit der Faktorersatztherapie eine B-Zell-Toleranz ermöglichten. Bei Mäusen mit einer großen FIX-Deletion lösen AAV-Vektoren leicht eine transgenproduktspezifische B-Zell-Reaktion aus. Bei Mäusen kann die Inhibitorbildung nach intramuskulärer Verabreichung der AAV-Vektoren durch Cyclophosphamid blockiert werden [78]. Die intrahepatische Verabreichung führt weniger wahrscheinlich zur Inhibitorbildung als die intramuskuläre Injektion, was vermutlich darauf zurückzuführen ist, dass erstere leichter regulatorische T-Zellen (Tregs) induziert, die die Aktivierung der transgenproduktspezifischen B-Zell-Reaktionen blockieren [80-82].

Die Bildung von Inhibitoren ist bei Patienten mit schwerer Hämophilie A bei Faktortherapie häufig, und bisher wurden Patienten mit Inhibitoren – auch in der Anamnese – vom AAV-vermittelten Gentransfer ausgeschlossen. Auch hier deuten präklinische Studien darauf hin, dass ein auf die Leber gerichteter Gentransfer bei Tieren mit Inhibitoren den Gehalt an FVIII-spezifischen Antikörpern senken und eine Toleranz induzieren kann [83].

6.4.3. $CD8^+$-T-Zell-Reaktionen auf AAV-Gentransfer

AAV-Vektoren induzieren $CD4^+$-T-Helferzellen, die die Aktivierung von B- und $CD8^+$-T-Zell-Reaktionen fördern. Bisher gibt es keine Hinweise darauf, dass diese $CD4^+$-T-Zell-Untergruppe zur Immuntoxizität oder zur Beseitigung von Zellen, die Transgenprodukte produzieren, beiträgt. Dennoch wäre eine Dämpfung der $CD4^+$-T-Zell-Reaktionen von Vorteil, da sie sowohl die von Helferzellen abhängigen langlebigen Plasmazellen als auch die $CD8^+$-T-Zell-Reaktionen reduzieren würde [84].

$CD8^+$-T-Zellen können auf Epitope innerhalb der Capsid-Antigene oder, wie bisher hauptsächlich bei Versuchstieren oder beim Menschen nach intramuskulärem Gentransfer beobachtet, auf solche des Transgenprodukts gerichtet werden [85]. Das Fehlen von Transgenprodukt-spezifischen $CD8^+$-T-Zell-Reaktionen bei Hämophilie-Patienten spiegelt wahrscheinlich eine immunologische Toleranz wider, die nicht mehr gegeben ist, sobald Patienten mit großen Deletionsmutationen behandelt werden.

Bislang waren Capsid-Antigen-spezifische $CD8^+$-T-Zellen, die zwischen verschiedenen Serotypen kreuzreagieren [12], die Hauptursache für unerwünschte Ereignisse nach einem AAV-Gentransfer. Bei Hämophilie-Patienten wurden sie mit einer subklinischen Transaminitis in Verbindung gebracht [25], aber bei der Korrektur anderer Krankheiten mit höheren Dosen von AAV-Vektoren waren T-Zell-vermittelte unerwünschte Ereignisse schwerwiegender und gelegentlich sogar tödlich [31-34].

Die Kinetik der Entwicklung von Capsid-Antigen-spezifischen $CD8^+$-T-Zellen nach hepatischem Gentransfer ist von Patient zu Patient unterschiedlich – einige zeigen einen frühen Anstieg, während bei anderen die Reaktion erst 4-6 Wochen nach der Behandlung nachweisbar ist [25, 26, 86]. Bei einigen, aber nicht allen Patienten geht die Expansion der AAV-Capsid-spezifischen $CD8^+$-T-Zellen mit einem Anstieg der Transaminasen und einem Verlust des Transgenprodukts einher, was darauf hindeutet, dass die $CD8^+$-T-Zellen die AAV-transduzierten Hepatozyten abgetötet haben. Es sollte betont werden, dass die AAV-Vektoren nicht für die Capsid-Antigene kodieren können, die bei der Vektorherstellung in trans bereitgestellt werden. Es ist denkbar, dass einige der Vektoren Cap-Genome aus den Plasmiden, die bei der Vektorherstellung verwendet werden, inkorporieren und dadurch die AAV-Capsid-spezifische T-Zell-Antwort induzieren. Dennoch ist es unwahrscheinlich, dass dieser Mechanismus die sehr reproduzierbare Induktion von Capsid-spezifischen T-Zellen beim Transfer verschiedener AAV-Vektortypen erklärt. Da die $CD8^+$-T-Zell-Reaktionen durch die auf dem Inokulum vorhandenen Capsid-Antigene und nicht durch *de novo* synthetisierte Antigene ausgelöst werden, ist die Dauer der Reaktion begrenzt und endet, sobald die injizierten Vektoren abgebaut sind. Im Gegensatz dazu bleiben transgenproduktspezifische T-Zell-Reaktionen so lange bestehen, bis die transduzierten Zellen eliminiert sind oder die T-Zellen anergisch werden oder erschöpft sind.

$CD8^+$-T-Zell-Antworten auf das AAV-Kapsid werden wahrscheinlich durch die so genannte Kreuzpräsentation der auf den Viruspartikeln vorhandenen Antigene ausgelöst. $CD8^+$-T-Zellen werden in der Regel durch *de novo* synthetisierte Proteine stimuliert, die bei Fehlfaltung oder fehlerhafter Produktion von Proteasomen im Zytoplasma abgebaut werden. Einige der dabei entstehenden Peptide werden dann mit Hilfe des mit der Antigenverarbeitung verbundenen Transporters (TAP) in das ER verlagert. Tapesin verbindet die MHC-Klasse-I-Moleküle mit TAP und erleichtert dadurch die Bindung von Peptiden mit hoher Affinität in der Antigenbindungsfurche auf der Oberseite der MHC-Klasse-I-Moleküle. Dies wiederum stabilisiert die MHC-Klasse-I-Komplexe, die dann zur Zelloberfläche transportiert werden, wo sie vom $CD8^+$-T-Zell-Rezeptor (TCR) erkannt werden können. Dieser Weg spielt keine Rolle bei der Reaktion der $CD8^+$-T-Zellen auf die Capsid-Antigene eines AAV-Vektors, die durch einen als Kreuzpräsentation bezeichneten Prozess Zugang zu MHC-Klasse-I-Molekülen erhalten [87]. Viren werden in Phagosomen aufgenommen, wo sie abgebaut werden. Sec61, ein Vesikel-Trafficking-Protein, und TAP werden in späte Phagosomen rekrutiert und erleichtern den Export von Polypeptiden ins Zytoplasma, wo sie von Proteasomen weiter abgebaut werden. Die Peptide werden dann, wie bei den klassischen Präsentationswegen, in das ER transportiert, wo sie sich mit MHC-Klasse-I-

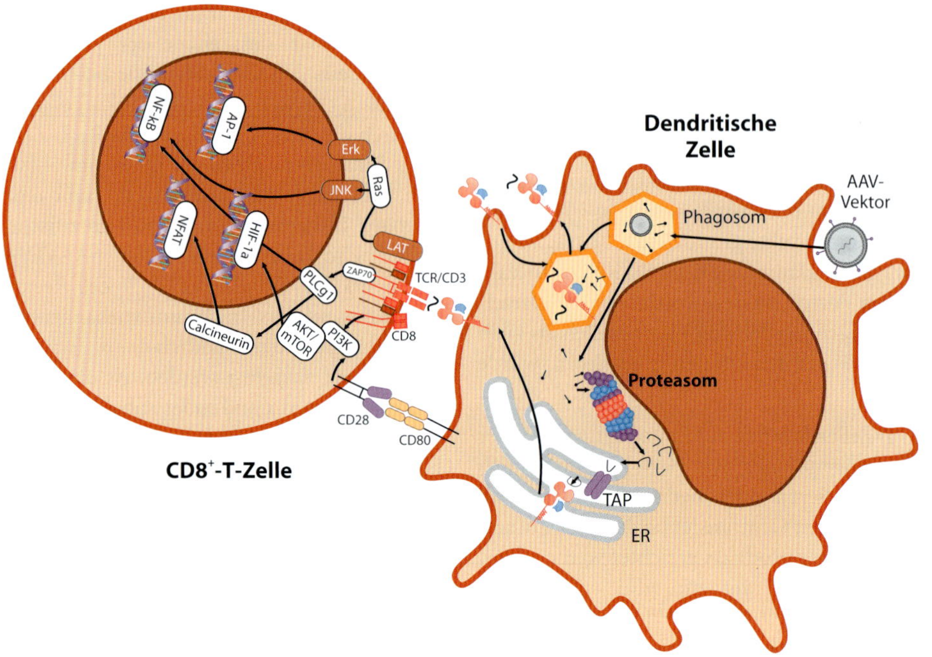

Abb. 6.5: Wege der AAV-vermittelten Aktivierung von T-Zellen.
AP-1: Aktivatorprotein 1, NF-κB: Kernfaktor Kappa B, HIF: Hypoxie-induzierbarer Faktor, NFAT: Kernfaktor aktivierter T-Zellen, AKT: Proteinkinase B, PI3K: Phosphoinositid-3-Kinase, mTOR: Säugetierziel von Rapamycin, Erk: extrazelluläre Signal-regulierte Kinase, JNK: c-Jun N-terminale Kinase, Ras: Uanosin-Nukleotid-bindendes Protein, PLC-g1: 1-Phosphatidylinositol-4,5-bisphosphat-Phosphodiesterase-Gamma-2, ZAP70: Zeta-Ketten-assoziierte Proteinkinase 70, LAT: Linker zur Aktivierung von T-Zellen, TCR: T-Zell-Rezeptor, AAV: Adeno-assoziierter Virusvektor, TAP: Transporter, der mit der Antigenprozessierung assoziiert ist, ER: Endoplasmatisches Retikulum.

Molekülen verbinden. Alternativ dazu werden leere MHC-Klasse-I-Moleküle durch Endozytose von der Zelloberfläche entfernt. Sie können von den Endosomen in die Lysosomen und dann in die Phagosomen wandern, wo sie Peptide binden können, die von exogenen Antigenen stammen, bevor sie wieder an die Zelloberfläche transportiert werden (☞ Abb. 6.5). Die Stimulierung primärer $CD8^+$-T-Zell-Reaktionen erfordert nicht nur Wechselwirkungen zwischen dem TCR und seinem entsprechenden Antigen, das aus einem Peptid-MHC-Klasse-I-Komplex besteht, sondern auch ein zweites ko-stimulatorisches Signal, das beispielsweise von CD28 auf T-Zellen bereitgestellt wird, das an CD80 oder CD86 auf reifen dendritischen Zellen bindet [88].

Die Signalisierung durch den TCR, der aus einem Homodimer besteht, das mit CD3ε/δ- und -ε/γ-Heterodimeren sowie CD8 und dem Linker für die Aktivierung von T-Zellen (LAT) auf der Zelloberfläche komplexiert ist, bewirkt die Aktivierung der Zeta-Ketten-assoziierten Proteinkinase 70 (ZAP70), die wiederum PLCG1 aktiviert, was dann über mehrere weitere Schritte zu NF-κB und über Calcineurin zur NFAT-Aktivierung führt. Die LAT-Signalisierung aktiviert JNK und ERK, was zu einer AP-1-Aktivierung und einer weiteren Aktivierung von NF-κB führt [89]. Die CD8-Signalübertragung aktiviert die PI3K/AKT/mTOR-Signalwege, die die Proteinsynthese, die Zellproliferation und die Umstellung des Stoffwechsels von mitochondrialer Energieerzeugung auf Glykolyse fördern [90]. Die Aktivierung dieser Signalwege wird durch intrazelluläre Signalwege, die CD28 nachgeschaltet sind, verstärkt [91].

Einmal aktivierte T-Zellen vermehren sich mit Hilfe von Interleukin (IL)-2 stark, was innerhalb einer Woche zu einer bis zu 10.000-fachen Zellvermehrung führen kann. Sie wandern zu den Entzündungsherden und beginnen mit ihren Effektor-Funktionen, sobald sie ihr Antigen erkannt haben. Dazu gehört die Freisetzung von antiviralen Zytokinen wie Interferon-γ und den lytischen Enzymen Granzym B und Perforin. Auch sehr kleine Mengen von MHC-Peptidkomplexen können eine Reaktion auslösen. Sobald das Antigen entfernt wurde, sterben die meisten $CD8^+$-T-Zellen ab, während andere sich in verschiedene Arten von Gedächtniszellen differenzieren, z.B. in Effektor-Gedächtniszellen oder gewebeansässige Gedächtniszellen, die beide eine begrenzte Proliferationskapazität haben und sehr schnell eine Effektoraktivität entfalten können, sowie in zentrale Gedächtniszellen, bei denen es sich um ruhende Zellen handelt, die proliferieren, bevor sie vollständig aktiviert werden.

Der Abruf von $CD8^+$-T-Gedächtniszellen erfolgt im Allgemeinen schnell und ist im Vergleich zu naiven $CD8^+$-T-Zellen weniger abhängig von der Hilfe von $CD4^+$-T-Zellen oder der Co-Stimulation. Es bleibt eine offene Frage, ob AAV-Vektoren naive oder Gedächtnis-$CD8^+$-T-Zellen oder sogar beide stimulieren. Das langsame Einsetzen der Reaktion spricht für die Aktivierung einer primären Reaktion, aber wenn man bedenkt, dass die meisten Menschen ein Gedächtnis gegen einige AAV-Serotypen haben und Capsid-spezifische $CD8^+$-T-Zellen hochgradig kreuzreaktiv sind, ist es wahrscheinlich, dass zumindest ein Teil der Reaktion den Abruf von Gedächtnis-$CD8^+$-T-Zellen widerspiegelt. Dies schließt eine Aktivierung naiver T-Zellen für zusätzliche Epitope in den Capsid-Antigenen der AAV-Vektoren nicht aus.

Sowohl präklinische als auch klinische Daten haben gezeigt, dass $CD8^+$-T-Zell-Reaktionen auf AAV-Kapsid sehr nachhaltig sind und über Monate anhalten können [26, 92, 93]. Dies spiegelt wahrscheinlich wider, dass die AAV-Partikel in den Zellen nur sehr langsam abgebaut werden und dass winzige Mengen von Peptiden, die von MHC-Klasse-I-Molekülen präsentiert werden, ausreichen, um eine Effektor-T-Zell-Antwort aufrechtzuerhalten und die transduzierten Zellen für die Erkennung und Lyse durch T-Zellen zu markieren.

$CD8^+$-T-Zell-Reaktionen können gehemmt werden. Die Abreicherung von CpG schwächt die Induktion von primären $CD8^+$-T-Zellen ab, indem sie Entzündungsreaktionen und damit die Reifung von dendritischen Zellen abschwächt [94]. Die Blockierung von $CD4^+$-T-Zellen durch einen Antikörper gegen den IL-2-Rezeptor, der für die Vermehrung von T-Zellen entscheidend ist, wurde bei nicht-menschlichen Primaten nach einer Behandlung mit einem AAV-FIX-Vektor versucht, scheiterte jedoch, da die Tiere aufgrund der Verarmung der Tregs Hemmkörper entwickelten [95].

Prednisolon oder andere Steroide, die bei einem Anstieg der Transaminasen oder prophylaktisch zum Zeitpunkt des Gentransfers verabreicht werden, sind weit verbreitet, um T-Zell-Reaktionen auf den AAV-Gentransfer bei Hämophiliepatienten zu blockieren. Steroide hemmen die T-Zell-Aktivierung, indem sie mit ZAP70 interferieren und dadurch die TCR-Signalübertragung dämpfen [96]. Steroide sind auch starke Inhibitoren der Entzündungsreaktion, indem sie die Transkription von Genen blockieren, die für Zytokine und Zytokinrezeptoren kodieren [97].

Medikamente, die andere Teile der T-Zell-Aktivierungswege hemmen, wie die Calcineurin-Inhibitoren Tacrolimus (Prograf®, Modigraf®) [98] oder der mTOR-Inhibitor Rapamycin (Rapamune®), wurden mit Steroiden kombiniert. Andere Medikamente, die erforscht wurden, sind Mycophenolatmofetil (CellCept®), ein Prodrug von Mycophenolsäure, das durch Hemmung der Inosin-5'-Monophosphat-Dehydrogenase Guanosinnukleotide vor allem in T- und B-Lymphozyten abbaut und dadurch deren Vermehrung blockiert [98, 99]. Der optimale Zeitpunkt der Immunsuppression nach einer AAV-Gentherapie bei Hämophilie-Patienten ist weiter unklar. Offensichtlich benötigen einige Patienten eine Immunsuppression, um die Expression des Transgenprodukts aufrechtzuerhalten, während dies bei anderen nicht der Fall ist. Die Verabreichung der Medikamente kurz vor oder während des Gentransfers an alle Patienten ist wahrscheinlich eine Übertherapie, da einige Patienten unnötigerweise einer Immunsuppression und deren Nebenwirkungen ausgesetzt werden. Die Verabreichung von Medikamenten, sobald die Transaminasen ansteigen, erfordert eine sorgfältige und ständige Überwachung jedes einzelnen Patienten und kann in einigen Fällen dazu führen, dass das Problem mit einer Verzögerung diagnostiziert wird, die, auch wenn sie nur kurz ist, zum Verlust der transgenproduzierenden Zellen führen kann. Es gibt auch keine feste Regel dafür, wann die Immunsuppression abgesetzt werden kann. Bei einigen Patienten genügte eine kurze 4-wöchige Immunsuppression, um die Expression des Transgenprodukts aufrechtzuerhalten. Bei anderen Patienten, z.B. in einer Hämophilie-FVIII-Studie, wurde die Immunsuppression nach 10 Wochen beendet und einige Wochen später aufgrund eines leichten Anstiegs der Leberenzyme wieder aufgenommen. Als die Immunsuppression schließlich etwa 9 Monate nach dem Gentransfer beendet wurde, ging die Expression des Transgenprodukts entweder sofort oder einige Monate später zurück [100, 101].

6.4.4. Tregs

Immunreaktionen werden von Tregs gehemmt, einer Untergruppe von $CD4^{+}$-T-Zellen, die in hohem Maße CD25 exprimieren und positiv für den Transkriptionsfaktor Forkhead Box P3 (FoxP3) sind. Ihre Hauptfunktion besteht darin, Autoimmunität zu verhindern und chronische Entzündungsreaktionen zu begrenzen, wobei sie auch Reaktionen auf Krankheitserreger hemmen können. Natürlich vorkommende Tregs sind spezifisch für Selbstantigene, während induzierte Tregs antigenspezifisch sind. Beide funktionieren durch die Freisetzung der hemmenden Zytokine IL-10, IL-35 und des transformierenden Wachstumsfaktors beta (TGF-β). Sie können die Proliferation von T-Zellen durch Bindung von IL-2 hemmen und die Reifung von dendritischen Zellen durch Induktion von Indolamin-2,3-Dioxygenase (IDO) blockieren [102].

Im Rahmen der AAV-Gentherapie wurde gezeigt, dass der hepatische Transfer von AAV Tregs induziert, die die Bildung von Inhibitoren verhindern und die Aktivierung von $CD8^{+}$-T-Zellen blockieren [103-105]. Die Induktion von Tregs wurde auch bei nichtmenschlichen Primaten und Menschen nach intramuskulärer Verabreichung eines AAV-Vektors beschrieben, was zusammen mit einer offensichtlichen Erschöpfung der muskelinfiltrierenden Kapsid-spezifischen $CD8^{+}$-T-Zellen eine anhaltende Expression des Transgenprodukts ermöglichte [106, 107].

Bislang sind Manipulationen der Treg-Funktionen, z.B. durch Vorbehandlungsschemata, die eine antigenspezifische Treg-Aktivierung bewirken, oder durch adoptiven Transfer von *in vitro* expandierten Tregs, noch nicht in klinische Studien eingegangen [108].

Zusammenfassung

Hämophilie-B-Patienten, insbesondere mit Missense-Mutationen in ihrem FIX, haben durch die AAV-Vektor-vermittelte Gentherapie die Chance zumindest temporär geheilt zu werden. Die Entwicklung in der Hämophilie A schreitet in ähnlicher Richtung rasch voran. Dennoch wird die Therapie immer noch durch Immunreaktionen auf das AAV-Kapsid und potenzielle Immunreaktionen auf das Transgenprodukt bei anfälligen Patienten behindert. Zusätzliche Studien, die es ermöglichen würden, Patienten, bei denen ein Risiko für schädliche Immunreaktionen besteht, vor ihrer Behandlung zu identifizieren und gezieltere Medikamentenschemata zur Umgehung solcher Reaktionen zu ermitteln, sind noch erforderlich.

Literatur

1. Sarmiento Doncel S, Díaz Mosquera GA, Cortes JM, et al. Haemophilia A: A review of clinical manifestations, treatment, mutations, and the development of inhibitors. Hematol Rep 2023;15:130-150.

2. Oldenburg J, Brackmann HH, Schwaab R. Risk factors for inhibitor development in hemophilia A. Haematologica 2000;85(10 Suppl):7-13.

3. Knobe K, Berntorp E. Haemophilia and joint disease: pathophysiology, evaluation, and management. J Comorb 2011;1:51-59.

4. Leebeek FWG, Miesbach W. Gene therapy for hemophilia: a review on clinical benefit, limitations, and remaining issues. Blood 2021;138:923-931.

5. Roberts SA, Dong B, Firrman JA, et al. Engineering factor VIII for hemophilia gene therapy. J Genet Syndr Gene Ther 2011;1:S1-006.

6. Wang D, Tai PWL, Gao G. Adeno-associated virus vector as a platform for gene therapy delivery. Nat Rev Drug Discov 2019;18:358-378.

7. Wu Z, Asokan A, Samulski RJ. Adeno-associated virus serotypes: vector toolkit for human gene therapy. Mol Ther 2006;14:316-27.

8. Klamroth R, Hayes G, Andreeva T, et al. Global seroprevalence of pre-existing immunity against AAV5 and other AAV serotypes in people with hemophilia A. Hum Gene Ther 2022;33:432-441.

9. Boutin S, Monteilhet V, Veron P, et al. Prevalence of serum IgG and neutralizing factors against adeno-associated virus (AAV) types 1, 2, 5, 6, 8, and 9 in the healthy population: implications for gene therapy using AAV vectors. Hum Gene Ther 2010;21:704-12.

10. Li H, Lasaro MO, Jia B, et al.. Capsid-specific T-cell responses to natural infections with adeno-associated viruses in humans differ from those of nonhuman primates. Mol Ther 2011;19: 2021-30.

11. Harbison CE, Weichert WS, Gurda BL, et al. Examining the cross-reactivity and neutralization mechanisms of a panel of mAbs against adeno-associated virus serotypes 1 and 5. J Gen Virol 2012;93(Pt 2):347-355.

12. Hui DJ, Edmonson SC, Podsakoff GM, et al. AAV capsid CD8+ T-cell epitopes are highly conserved across AAV serotypes. Mol Ther Methods Clin Dev 2015;2: 15029.

13. Ertl HCJ. Immunogenicity and toxicity of AAV gene therapy. Front Immunol 202212;13:975803.

14. Ran G, Chen X, Xie Y, et al. Site-directed mutagenesis improves the transduction efficiency of capsid library-derived recombinant AAV vectors. Mol Ther Methods Clin Dev 2020;17:545-555.

15. George LA, Monahan PE, Eyster ME, et al. Multiyear factor VIII expression after AAV gene transfer for hemophilia A. N Engl J Med 2021;385(21):1961-1973.

16. Zincarelli C, Soltys S, Rengo G, Rabinowitz JE. Analysis of AAV serotypes 1-9 mediated gene expression and tropism in mice after systemic injection. Mol Ther 2008; 16(6):1073-80.

17. Vercauteren K, Hoffman BE, Zolotukhin I, et al. Superior in vivo transduction of human hepatocytes using engineered AAV3 capsid. Mol Ther 2016;24(6):1042-1049.

18. Maurya S, Sarangi P, Jayandharan GR. Safety of adeno-associated virus-based vector-mediated gene therapy—impact of vector dose. Cancer Gene Ther 2022;29, 1305-1306.

19. Kimura T, Ferran B, Tsukahara Y et al. Production of adeno-associated virus vectors for in vitro and in vivo applications. Sci Rep 2019;9,13601.

20. Sollerbrant K, Elmén J, Wahlestedt C, et al. A novel method using baculovirus-mediated gene transfer for production of recombinant adeno-associated virus vectors. J Gen Virol 2001;82(Pt 9):2051-2060.

21. Zhang J, Guo P, Yu X, et al. Subgenomic particles in rAAV vectors result from DNA lesion/break and non-homologous end joining of vector genomes. Mol Ther Nucleic Acids 2022;29:852-861.

22. Xiang Z, Kurupati RK, Li Y, et al. The effect of CpG sequences on capsid-specific CD8+ T cell responses to AAV vector gene transfer. Mol Ther 2020;28(3):771-783.

23. Pierce EA, Bennett J. The status of RPE65 gene therapy trials: Safety and efficacy. Cold Spring Harb Perspect Med 2015;5(9):a017285.

24. Manno CS, Pierce GF, Arruda VR, et al. Successful transduction of liver in hemophilia by AAV-Factor IX and limitations imposed by the host immune response. Nat Med 2006;12(3):342-7.

25. Mingozzi F, Maus MV, Hui DJ, et al. CD8(+) T-cell responses to adeno-associated virus capsid in humans. Nat Med 2007;13(4):419-22.

26. Nathwani AC, Tuddenham EG, Rangarajan S, et al. Adenovirus-associated virus vector-mediated gene transfer in hemophilia B. N Engl J Med 2011;365(25): 2357-65.

27. George LA, Sullivan SK, Giermasz A, et al. Hemophilia B gene therapy with a high-specific-activity factor IX variant. N Engl J Med 2017;377(23): 2215-2227.

28. George LA, Monahan PE, Eyster ME, et al. Multiyear factor VIII expression after AAV gene transfer for hemophilia A. N Engl J Med 2021;385(21):1961-1973.

29. Ozelo MC, Mahlangu J, Pasi KJ, et al.; GENEr8-1 Trial Group. Valoctocogene roxaparvovec gene therapy for hemophilia A. N Engl J Med 2022;386(11):1013-1025.

30. Kuzmin DA, Shutova MV, Johnston NR, et al. The clinical landscape for AAV gene therapies. Nat Rev Drug Discov 2021;20:173-4.

31. FDA (2021) BRIEFING DOCUMENT: Food and Drug Administration (FDA) Cellular, Tissue, and Gene Therapies Advisory Committee (CTGTAC) Meeting #70; Toxicity Risks of Adeno-associated Virus (AAV) Vectors for Gene Therapy (GT). https://www.fda.gov/media/151599/download. Accessed 21 Jun 2022

32. Chand D, Mohr F, McMillan H, et al. Hepatotoxicity following administration of onasemnogeneabeparvovec (AVXS-101) for the treatment of spinal muscular atrophy. J Hepatol 2021;74:560-6.

33. Hordeaux J, Ramezani A, Tuske S, et al. Immune transgene-dependent myocarditis in macaques after systemic administration of adeno-associated virus expressing human acid alpha-glucosidase. Front Immunol 2023;14:1094279.

34. Tong A. One of Pfizer's Duchenne gene therapy trials put on hold in wake of patient death as high-dose AAV concerns still cloud field. https://endpts.com/one-of-pfizers-duchenne-gene-therapy-trials-put-on-hold-in-wake-of-patient-death-as-high-dose-aav-concerns-still-cloud-field/. Accessed 26 Sept 2022.

35. Guillou J, de Pellegars A, Porcheret F, et al. Fatal thrombotic microangiopathy case following adeno-associated viral SMN gene therapy. Blood Adv 2022; 6(14):4266-4270.

36. Buss N, Lanigan L, Zeller J, et al. Characterization of AAV-mediated dorsal root ganglionopathy. Mol Ther Methods Clin Dev 2022;24:342-354.

37. Hösel M, Broxtermann M, Janicki H, et al. Toll-like receptor 2-mediated innate immune response in human nonparenchymal liver cells toward adeno-associated viral vectors. Hepatology 2012;55(1):287-97.

38. Ashley SN, Somanathan S, Giles AR, Wilson JM. TLR9 signaling mediates adaptive immunity following systemic AAV gene therapy. Cell Immunol 2019;346: 103997.

39. Rogers GL, Martino AT, Aslanidi GV, et al. Innate immune responses to AAV vectors. Front Microbiol 2011;2:194.

40. Bertolini TB, Shirley JL, Zolotukhin I, et al. Effect of CpG depletion of vector genome on CD8+ T cell responses in AAV gene therapy. Front Immunol 2021; 12:672449.

41. Konkle BA, Walsh CE, Escobar MA, et al. BAX 335 hemophilia B gene therapy clinical trial results: potential impact of CpG sequences on gene expression. Blood 2021;137(6):763-774.

42. Sarma JV, Ward PA. The complement system. Cell Tissue Res 2011;343:227-235.

43. Zaiss AK, Cotter MJ, White LR, et al. Complement is an essential component of the immune response to adeno-associated virus vectors. J Virol 2008;82(6):2727-40.

44. Ricklin D, Reis ES, Mastellos DC, et al. Complement component C3 - The "Swiss Army Knife" of innate immunity and host defense. Immunol Rev 2016;274(1):33-58.

45. Dubois EA, Cohen AF. Eculizumab. Br J Clin Pharmacol 2009;68(3):318-9.

46. Smith CJ, Ross N, Kamal A, et al. Pre-existing humoral immunity and complement pathway contribute to immunogenicity of adeno-associated virus (AAV) vector in human blood. Front Immunol 2022;13:999021.

47. Klamroth R, Hayes G, Andreeva T, et al. Global seroprevalence of pre-existing immunity against AAV5 and other AAV serotypes in people with hemophilia A. Hum Gene Ther 2022;33(7-8):432-441.

48. Khatri A, Shelke R, Guan S, Somanathan S. Higher seroprevalence of anti-adeno-associated viral vector neutralizing antibodies among racial minorities in the United States. Hum Gene Ther 2022;33(7-8):442-450.

49. Calcedo R, Vandenberghe LH, Gao G, et al. Worldwide epidemiology of neutralizing antibodies to adeno-associated viruses. J Infect Dis 2009;199(3): 381-90.

50. Liu Q, Huang W, Zhao C, et al. The prevalence of neutralizing antibodies against AAV serotype 1 in healthy subjects in China: implications for gene therapy and vaccines using AAV1 vector. J Med Virol 2013;85(9): 1550-6.

51. Kashiwakura Y, Baatartsogt N, Yamazaki S, et al. The seroprevalence of neutralizing antibodies against the adeno-associated virus capsids in Japanese hemophiliacs. Mol Ther Methods Clin Dev 2022;27:404-414.

52. Daniel HD, Kumar S, Kannangai R, et al. Age-stratified adeno-associated virus serotype 3 neutralizing and total antibody prevalence in hemophilia A patients from India. J Med Virol 2022;94(9):4542-4547.

53. Kasprzyk T, Triffault S, Long BR, et al. Confirmatory detection of neutralizing antibodies to AAV gene therapy using a cell-based transduction inhibition assay. Mol Ther Methods Clin Dev 2022;24: 222-229.

54. Mingozzi F, Anguela XM, Pavani G, et al. Overcoming preexisting humoral immunity to AAV using capsid decoys. Sci Transl Med 2013;5(194):194ra92.

55. Chicoine LG, Montgomery CL, Bremer WG, et al. Plasmapheresis eliminates the negative impact of AAV antibodies on microdystrophin gene expression following vascular delivery. Mol Ther 2014; 22(2):338-347.

56. Orlowski A, Katz MG, Gubara SM, et al. Successful transduction with AAV vectors after selective depletion of anti-AAV antibodies by immunoadsorption. Mol Ther Methods Clin Dev 2020;16: 192-203.

57. Leborgne C, Barbon E, Alexander JM, et al. IgG-cleaving endopeptidase enables in vivo gene therapy in the presence of anti-AAV neutralizing antibodies. Nat Med 2020;26(7):1096-1101.

58. Horiuchi M, Hinderer CJ, Shankle HN, et al. Neonatal Fc receptor inhibition enables adeno-associated virus gene therapy despite pre-existing humoral immunity. Hum Gene Ther 2023 Mar 17.

59. Vandamme C, Xicluna R, Hesnard L, et al. Tetramer-based enrichment of preexisting anti-AAV8 CD8+ T cells in human donors allows the detection of a TEMRA-subpopulation. Front Immunol 2020;10:3110.

60. Cyster JG, Allen CDC. B Cell responses: Cell interaction dynamics and decisions. Cell 2019;177(3):524-540.

61. Bachmann MF, Hengartner H, Zinkernagel RM. T helper cell-independent neutralizing B cell response against vesicular stomatitis virus: role of antigen patterns in B cell induction? Eur J Immunol 1995;25(12):3445-51.

62. Victora GD, Nussenzweig MC. Germinal centers. Annu Rev Immunol 2022;40:413-442.

63. Akkaya M, Akkaya B, Kim AS, et al. Toll-like receptor 9 antagonizes antibody affinity maturation. Nat Immunol 2018;19:255-266.

64. Crotty S. T follicular helper cell differentiation, function, and roles in disease. Immunity 2014;41:529-542.

65. Cherukuri A, Cheng PC, Sohn HW, Pierce SK. The CD19/CD21 complex functions to prolong B cell antigen

receptor signaling from lipid rafts. Immunity 2001; 14(2):169-79.

66. Hebeis BJ, Klenovsek K, Rohwer P, et al. Activation of virus-specific memory B cells in the absence of T cell help. J Exp Med 2004;199(4):593-602.

67. Casola S, Otipoby KL, Alimzhanov M, et al. B cell receptor signal strength determines B cell fate. Nat Immunol 2004;5:317-327.

68. Xiang Z, Kuranda K, Quinn W, et al. The effect of rapamycin and ibrutinib on antibody responses to adeno-associated virus vector-mediated gene transfer. Hum Gene Ther 2022;33(11-12):614-624.

69. Depoil D, Fleire S, Treanor BL, et al. CD19 is essential for B cell activation by promoting B cell receptor-antigen microcluster formation in response to membrane-bound ligand. Nat Immunol 2008;9(1):63-72.

70. Kehry MR. CD40-mediated signaling in B cells. Balancing cell survival, growth, and death. J Immunol 1996;156(7):2345-8

71. Smulski CR, Eibel H. BAFF and BAFF-receptor in B cell selection and survival. Front Immunol 2018;9:2285.

72. Meliani A, Boisgerault F, Hardet R, et al. Antigen-selective modulation of AAV immunogenicity with tolerogenic rapamycin nanoparticles enables successful vector re-administration. Nat Commun 2018;9(1):4098.

73. Corti M, Liberati C, Smith BK, et al. Safety of intradiaphragmatic delivery of adeno-associated virus-mediated alpha-glucosidase (rAAV1-CMV-hGAA) gene therapy in children affected by Pompe disease. Hum Gene Ther Clin Dev 2017;28(4):208-218.

74. Choi SJ, Yi JS, Lim JA, et al. Successful AAV8 readministration: Suppression of capsid-specific neutralizing antibodies by a combination treatment of bortezomib and CD20 mAb in a mouse model of Pompe disease. J Gene Med 2023:e3509.

75. Meliani A, Boisgerault F, Hardet R, et al. Antigen-selective modulation of AAV immunogenicity with tolerogenic rapamycin nanoparticles enables successful vector re-administration. Nat Commun 2018;9(1):4098.

76. Biswas M, Palaschak B, Kumar SRP, et al. B cell depletion eliminates FVIII memory B cells and enhances AAV8-coF8 immune tolerance induction when combined with rapamycin. Front Immunol 2020; 11:1293.

77. Rana J, Kumar SRP, Munoz M, et al.; Combination therapy to enable AAV re-dosing and mitigate transgene immunity in liver-targeted gene therapy. Blood 2022; 140(Supplement 1):311-312.

78. Fields PA, Arruda VR, Armstrong E, et al. Risk and prevention of anti-factor IX formation in AAV-mediated gene transfer in the context of a large deletion of F9. Mol Ther 2001;4(3):201-10.

79. Niemeyer GP, Herzog RW, Mount J, et al. Long-term correction of inhibitor-prone hemophilia B dogs treated with liver-directed AAV2-mediated factor IX gene therapy. Blood 2009;113(4):797-806.

80. Cao O, Hoffman BE, Moghimi B, et al. Impact of the underlying mutation and the route of vector administration on immune responses to factor IX in gene therapy for hemophilia B. Mol Ther 2009;17(10):1733-42.

81. Nayak S, Sarkar D, Perrin GQ, et al. Prevention and reversal of antibody responses against factor IX in gene therapy for hemophilia B. Front Microbiol 2011;2:244.

82. Sarkar D, Biswas M, Liao G, et al. Ex vivo expanded autologous polyclonal regulatory T cells suppress inhibitor formation in hemophilia. Mol Ther Methods Clin Dev 2014;1:14030.

83. Samelson-Jones BJ, Arruda VR. Translational potential of immune tolerance induction by AAV liver-directed factor VIII gene therapy for hemophilia A. Front Immunol 2020;11:618.

84. Shirley JL, Keeler GD, Sherman A, et al. Type I IFN sensing by cDCs and CD4+ T cell help are both requisite for cross-priming of AAV capsid-specific CD8+ T cells. Mol Ther 2020;28(3): 758-770.

85. Calcedo R, Somanathan S, Qin Q, et al. Class I-restricted T-cell responses to a polymorphic peptide in a gene therapy clinical trial for α-1-antitrypsin deficiency. Proc Natl Acad Sci U S A 2017;114(7):1655-1659.

86. Patton KS, Harrison MT, Long BR, et al. Monitoring cell-mediated immune responses in AAV gene therapy clinical trials using a validated IFN-γ ELISpot method. Mol Ther Methods Clin Dev 2021;22:183-195.

87. Cruz FM, Chan A, Rock KL. Pathways of MHC I cross-presentation of exogenous antigens. Semin Immunol 2023;66:101729.

88. Chen L, Flies DB. Molecular mechanisms of T cell co-stimulation and co-inhibition. Nat Rev Immunol 2013; 13(4):227-42.

89. Courtney AH, Lo WL, Weiss A. TCR Signaling: Mechanisms of initiation and propagation. Trends Biochem Sci 2018;43(2):108-123.

90. Mørch AM, Bálint Š, Santos AM, et al. Coreceptors and TCR signaling - the strong and the weak of it. Front Cell Dev Biol 2020;8:597627.

91. Riha P, Rudd CE. CD28 co-signaling in the adaptive immune response. Self Nonself 2010;1(3):231-240.

92. Wu TL, Li H, Faust SM, et al. CD8+ T cell recognition of epitopes within the capsid of adeno-associated virus 8-based gene transfer vectors depends on vectors' genome. Mol Ther 2014;22(1):42-51.

93. Sandza K, Clark A, Koziol E, et al. Ultra-sensitive AAV capsid detection by immunocapture-based qPCR

following factor VIII gene transfer. Gene Ther 2022; 29(1-2):94-105.

94. Bertolini TB, Shirley JL, Zolotukhin I, et al. Effect of CpG depletion of vector genome on CD8+ T cell responses in AAV gene therapy. Front Immunol 2021;12: 672449.

95. Mingozzi F, Hasbrouck NC, Basner-Tschakarjan E, et al. Modulation of tolerance to the transgene product in a nonhuman primate model of AAV-mediated gene transfer to liver. Blood 2007;110(7):2334-41.

96. Van Laethem F, Baus E, Smyth LA, et al. Glucocorticoids attenuate T cell receptor signaling. J Exp Med 2001;193(7):803-14.

97. Barnes PJ. How corticosteroids control inflammation: Quintiles Prize Lecture 2005. Br J Pharmacol 2006; 148(3):245-54.

98. Gougeon ML, Poirier-Beaudouin B, Ausseil J, et al. Cell-mediated immunity to NAGLU transgene following intracerebral gene therapy in children with mucopolysaccharidosis type IIIB syndrome. Front Immunol 2021;12:655478.

99. Prasad S, Dimmock DP, Greenberg B, et al. Immune responses and immunosuppressive strategies for adeno-associated virus-based gene therapy for treatment of central nervous system disorders: Current knowledge and approaches. Hum Gene Ther 2022;33(23-24):1228-1245.

100. Chowdary P, Shapiro S, Makris M, et al. Phase 1-2 trial of AAVS3 gene therapy in patients with hemophilia B. N Engl J Med 2022;387(3):237-247.

101. Chowdary P, Shapiro S, Makris M, et al. Phase 1-2 trial of AAVS3 gene therapy in patients with hemophilia B. N Engl J Med 2022;387(3):237-247.

102. Vignali D, Collison L, Workman C. How regulatory T cells work. Nat Rev Immunol 2008;8:523-532.

103. Dobrzynski E, Fitzgerald JC, Cao O, et al. Prevention of cytotoxic T lymphocyte responses to factor IX-expressing hepatocytes by gene transfer-induced regulatory T cells. Proc Natl Acad Sci U S A 2006;103(12):4592-7.

104. Cao O, Dobrzynski E, Wang L, et al. Induction and role of regulatory CD4+CD25+ T cells in tolerance to the transgene product following hepatic in vivo gene transfer. Blood 2007; 110(4):1132-40.

105. Herzog RW, Cooper M, Perrin GQ, et al. Regulatory T cells and TLR9 activation shape antibody formation to a secreted transgene product in AAV muscle gene transfer. Cell Immunol 2019;342:103682.

106. Gernoux G, Gruntman AM, Blackwood M, et al. Muscle-directed delivery of an AAV1 vector leads to capsid-specific T cell exhaustion in nonhuman primates and humans. Mol Ther 2020;28(3): 747-757.

107. Mueller C, Chulay JD, Trapnell BC, et al. Human Treg responses allow sustained recombinant adeno-associated virus-mediated transgene expression. J Clin Invest 2013; 123(12):5310-8.

108. Sherman A, Biswas M, Herzog RW. Innovative approaches for immune tolerance to factor VIII in the treatment of hemophilia A. Front Immunol 2017;8:1604.

7. Praktischer Ansatz für die Gentherapie bei Hämophilie – das *Hub and Spoke*-Modell

Es wurden bedeutende Fortschritte bei der Behandlung von Hämophilie gemacht, einer Blutungsstörung, die auf einen Mangel an Gerinnungsfaktor VIII (FVIII) oder IX (FIX) zurückzuführen ist. Die Ersatztherapie mit Gerinnungsfaktoren stellt ein wirksames Mittel zur Wiederherstellung der Gerinnungsfunktion dar [1]. Darüber hinaus haben die Einführung von FVIII und FIX-Konzentraten mit verlängerter Halbwertszeit sowie ein subkutan verabreichtes FVIII-Mimetikum (Emicizumab) Potenzial gezeigt, die prophylaktische Therapie durch effektive Optionen zu verbessern [2]. Zukünftige Entwicklungen könnten die Behandlung weiter verbessern.

Mit den Fortschritten bei den Behandlungsoptionen wurde eine interdisziplinäre Zusammenarbeit für die umfassende Versorgung von Hämophilie-Patienten entwickelt. Diese integriert die Expertise von Gesundheitsfachleuten wie Hämatologen, Hepatologen, Orthopäden, Immunologen, Krankenschwestern, Physiotherapeuten, Psychologen und Sozialarbeitern. Dieser teambasierte Ansatz gewährleistet eine koordinierte Versorgung, die nicht nur die medizinischen Aspekte der Störung, sondern auch die physischen, emotionalen und sozialen Herausforderungen berücksichtigt, denen sich Patienten mit Hämophilie und ihre Familien stellen müssen.

Dennoch haben die bestehenden Therapien Limitationen, wie die Notwendigkeit regelmäßiger Injektionen, welche die Lebensqualität der Patienten negativ beeinflussen können. Darüber hinaus verhindern aktuelle Behandlungen Blutungsepisoden meist nicht vollständig, was in vielen Fällen zur langfristigen Progression der hämophilen Arthropathie führen kann [3].

Klinische Fortschritte in der Gentherapie bieten Hoffnung, diese Mängel zu beheben. Durch die kontinuierliche und ausreichende Expression des fehlenden Gerinnungsfaktors kann die Gentherapie Blutungsepisoden erheblich reduzieren und so den Bedarf an Gerinnungsfaktorersatz reduzieren oder eliminieren.

Die Struktur der Hämophilie-Zentren muss jedoch angepasst werden, um den neuen Herausforderungen der Gentherapie gerecht zu werden und sicherzustellen, dass diese Fortschritte effektiv in den bestehenden Strukturen der Hämophilieversorgung integriert werden können.

7.1. Besonderheiten der Gentherapie bei Hämophilie

Die Gentherapie verwendet derzeit hauptsächlich Adeno-assoziierte Viren (AAV) als Vektoren, um therapeutische Gene zu Hepatozyten zu liefern. Rekombinante AAV-Vektoren werden aufgrund ihrer anerkannten Sicherheit, fehlenden Krankheitsassoziation, dem Tropismus je nach Serotyp und minimaler Integration des viralen Genoms in die Wirtszelle bevorzugt [4]. Die Wirksamkeit in klinischen Studien zur Gentherapie bei Hämophilie wird häufig anhand von Endpunkten wie jährlichen Blutungsraten, Veränderungen der Gerinnungsfaktoraktivität gegenüber dem Ausgangswert, jährlichem Faktorverbrauch, Gelenkstatus und allgemeiner Lebensqualität gemessen.

In den letzten 25 Jahren haben verschiedene klinische Studien zunehmend Belege für die Behandlung von Hämophilie mittels Gentherapie geliefert, wobei verschiedene Vektoren und Gerinnungsfaktorgene verwendet wurden. Insbesondere mit der Zulassung von *Valoctocogen roxaparvovec* und *Etranacogen dezaparvovec* sowohl in der EU als auch in den USA wird nun begonnen, die Gentherapien in die klinische Praxis zu integrieren.

Vor der Gentherapie sollten bereits bestehende Antikörper gegen AAV in den meisten Gentherapie-Studien erkannt und ausgeschlossen werden. Da das AAV-Kapsid oft eine humorale Immunantwort bei erstmaliger Exposition auslöst, könnte eine nachfolgende Verabreichung desselben oder anderer AAV-Serotypen nicht wirksam sein. Diese Beobachtung wurde in Mausstudien bestätigt, die nach wiederholter Verabreichung von Vektoren wie AAV1, AAV2 oder AAV5 eine gehemmte Genübertragung zeigten [5]. Neben Festellung immunologischer Marker gegen das AAV-Kapsid in klinischen Studien wurde auch die Freisetzung von

Vektorpartikeln (Vektor-Shedding) in verschiedenen Körperflüssigkeiten festgestellt.

Gentherapie bei Hämophilie wird allgemein gut vertragen, und Studien zeigen, dass sie einen besseren Schutz vor Blutungen bieten kann als der bisherige Standard der Faktorersatztherapie [6]. Es ist jedoch wichtig, sofortige, kurzfristige und potenzielle langfristige Nebenwirkungen und ihre Auswirkungen auf die Ergebnisse der Gentherapie zu berücksichtigen.

Die Nebenwirkungen der AAV-basierten Gentherapie stehen hauptsächlich im Zusammenhang mit der Immunogenität, bei der sowohl zelluläre als auch humorale Immunantworten zu einer reduzierten oder verlorenen Transgen-Aktivität führen können. Während oder unmittelbar nach der Verabreichung können infusionsbedingte Reaktionen auftreten, wie Übelkeit, Fieber oder Myalgie, die in einer Studie bei fünf von 18 Patienten eine ambulante Behandlung erforderten [7].

Die in vielen Fällen beobachteten erhöhten Transaminasewerte, hauptsächlich Alanin-Aminotransferase (ALT), können auf eine unvorhersehbare T-Zell-induzierte Immunreaktion gegen transduzierte Leberzellen zurückzuführen sein. Diese Zellen können Vektor-Kapsid-Fragmente auf ihrer Oberfläche präsentieren, was zu einer vorübergehenden und asymptomatischen Hepatotoxizität führt [4]. Alle Fälle mit erhöhten Leberenzymwerten wurden erfolgreich mit einer vorübergehenden immunsuppressiven Therapie, oft mit Kortikosteroiden, behandelt.

Ein jüngster Fall betonte die Entdeckung eines hepatozellulären Karzinoms bei einem Patienten mit einer Vorgeschichte von Hepatitis-C-Infektion etwa ein Jahr nach einer Hämophilie-B-Gentherapie. Dies wirft Fragen nach dem möglichen kausalen Zusammenhang zwischen Therapie und Krebs auf. Histopathologische Analysen zeigten jedoch keinen Zusammenhang mit der Gentherapie [8].

Daher ist eine sorgfältige Beobachtung der Eignungskriterien, einschließlich der Lebergesundheit vor der Gentherapie und einer regelmäßigen Nachsorge nach der Gentherapie, zusammen mit einer Zusammenarbeit zwischen den Zentren wichtig, um effiziente und sichere Ergebnisse nach der Gentherapie zu gewährleisten.

7.2. Herausforderungen der Gentherapie für Hämophilie-Zentren

Koordinierte Zusammenarbeit mit anderen Disziplinen und zwischen Zentren sind nicht nur notwendig, um den sicheren und effektiven Einsatz der Gentherapie zu gewährleisten, sondern auch um prompt auf unerwartete Sicherheitsprobleme zu reagieren. Diese Koordination bietet jedem Patienten die beste Möglichkeit zur Behandlung und liefert Ärzten und Patienten wesentliche Informationen für Entscheidungsfindungen.

Um neue Herausforderungen in der Gentherapie zu bewältigen, haben die Europäische Vereinigung für Hämophilie und verwandte Erkrankungen (EAHAD) und das Europäische Hämophilie-Konsortium (EHC) ein teilweise überlappendes integriertes Versorgungsmodell (*Hub-and-Spoke*-Modell) vorgeschlagen. Das *Hub* ist verantwortlich für Dosierung und Anleitung, während das *Spoke* als Heimzentrum fungiert und eng mit dem *Hub* zusammenarbeitet [9]. Das flexible *Hub-and-Spoke*-Modell deckt alle Aspekte der Gentherapie für Hämophilie ab, von der Vorbereitung und Verabreichung bis zur Überwachung und langfristigen Nachsorge, wie zur interdisziplinären Zusammenarbeit zwischen Hepatologie und anderen Fachgebieten. Die Therapie wird von Expertenzentren (*Hubs*) verschrieben und verabreicht und von Behandlungszentren (*Spokes*) in Zusammenarbeit mit dem primären Hub überwacht. Ein Zentrum kann durch verschiedene Kriterien definiert werden, einschließlich Erfahrung, Einrichtungen und Zusammenarbeit mit anderen Disziplinen. Dieses Modell ermöglicht es den Patienten, unabhängig von ihrem Standort und Zentrum eine sichere Verabreichung der Gentherapie und regelmäßige Nachsorge zu erhalten.

Die Zusammenarbeit zwischen den Zentren muss individuell definiert werden, und die Verantwortlichkeiten müssen vereinbart und geteilt werden. Einige Aufgaben, wie Verabreichung und Nachsorge, sind klar, während andere Klarstellung erfordern. Zukünftige Erfahrungen können eine Anpassung des *Hub-and-Spoke*-Modells ermöglichen.

Nach der Behandlung ist es wichtig, potenzielle Nebenwirkungen zu bewerten, zu überwachen und zu behandeln. Die langfristige Wirksamkeit der Gentherapie bei Hämophilie bleibt ungewiss und ist ein Thema für die langfristige Datensammlung und Register.

7.3. Praktische Implikationen

Die Behandlung der Hämophilie mit Gentherapie erfordert einen koordinierten und interdisziplinären Ansatz aufgrund der Herausforderungen im Bereich der Gentherapie. Zusammenarbeit, klare Kommunikation, Patientenverständnis und laufende Forschung sind der Schlüssel zu erfolgreichen Ergebnissen. Die Aussichten auf eine verbesserte Lebensqualität durch Gentherapie müssen gegen Risiken abgewogen werden.

Die Herausforderungen bei der Gentherapie zur Behandlung der Hämophilie können in drei Hauptstadien unterteilt werden: Vorbehandlung, Behandlung und Nachbehandlung (☞ Tab. 7.1). Diese Phasen umfassen die Vorbeurteilung und Nachsorge sowie unterschiedliche Verantwortlichkeiten, die sich auf Wissen, Erfahrung und verfügbare Ressourcen stützen.

Vorbehandlungsphase
• Information und Aufklärung
• Indikationsstellung
• Überprüfung der Eignung (einschl. neutralisierender AAV-Antikörper)
• ggf. Kostenübernahmeantrag
• Aufklärung und Einwilligung
• Zustimmung zur Datenerfassung
• Kontakt mit dem Hub-Zentrum
• Übergabe an das Hub-Zentrum
Nachbehandlungsphase
• Überwachung der Leberwerte und Faktoraktivität
• Management von Nebenwirkungen
• Datenübermittlung an Register/Studien

Tab. 7.1: Aktivitäten in der Vorbehandlungs- und Nachbehandlungsphase der Gentherapie.

7.3.1. Vorbehandlungsphase

Während der Vorbehandlungsphase müssen mehrere Untersuchungen durchgeführt werden. Die Eignungskriterien für die Gentherapie variieren je nach dem spezifischen Typ der für Hämophilie verwendeten Gentherapie und den individuellen Patientenmerkmalen. Sowohl bei Hämophilie A als auch B wurde die Patienteneignung anhand der Krankengeschichte und Laborergebnisse kategorisiert (☞ Tab. 7.2).

Medizinische Vorgeschichte
• Alter
• Schweregrad der Hämophilie
• Vorherige prophylaktische Behandlung
• Lebergesundheit und Vorgeschichte von Hepatitis
• Immunstatus bei HIV-Infektion
• Begleiterkrankungen
• Inhibitoranamnese
Laboruntersuchungen
• Gerinnungsfaktorspiegel
• Inhibitorstatus
• Leber-Transaminsasen
• Hepatitisserologie
• Neutralisierende AAV-Antikörper

Tab. 7.2: Eignungskriterien für die Gentherapie.

Obwohl klinische Studien sich hauptsächlich auf Erwachsene konzentriert haben, haben auch Studien mit Jugendlichen begonnen. Der Erfolg bei Patienten unter 18 Jahren ist jedoch ungewiss und könnte zu einer schwächeren Reaktion oder kürzeren Transgenexpression führen.

Die Schwere der Hämophilie ist ein Schlüsselfaktor bei der Patientenauswahl für die Gentherapie, da Patienten mit schwerer Hämophilie am meisten profitieren könnten. Die meisten Studien konzentrierten sich daher auf Patienten mit schwerer Hämophilie mit einer Gerinnungsfaktoraktivität von unter 1 % (Normalwert: 60 %), was sie insbesondere anfällig für spontane Blutungen, schweren Gelenkschaden und zu potenziellen Kandidaten für die Gentherapie macht. Einige Studien schlossen auch Patienten mit mittelschwerer Hämophilie B mit Aktivitätsraten von bis zu 2 % ein.

Die Lebergesundheit ist in der Gentherapie wichtig, von der Vortherapie-Bewertung bis zur Nachtherapie-Wartung und dem Management von Nebenwirkungen. Um einen langfristigen Erfolg zu gewährleisten, haben Hämophilie-Behandler und

Hepatologen vorgeschlagen, in interdisziplinärer Weise zusammenzuarbeiten, um leberbezogene Aspekte umfassend zu untersuchen [10, 11].

Folgende leberspezifische Ausschlusskriterien wurden festgelegt:

- Vorbestehende Lebererkrankung (Zirrhose/fortgeschrittene Fibrose/Tumorerkrankung)
- Aktive/chronische virale Infektionen mit Hepatitis-B- oder Hepatitis-C-Virus
- Hepatotoxische Medikation (z.B. HIV-Medikation)

Zusätzlich zur Erfüllung der Ein- und Ausschlusskriterien wird der Erfolg der Gentherapie erheblich durch die Bereitschaft des Patienten beeinflusst, temporären Einschränkungen wie regelmäßiger Überwachung, Alkoholvermeidung, Erhaltung der Lebergesundheit, Einsatz von Immunsuppressiva und gründlicher Dokumentation während der Nachsorge nachzukommen.

Außerdem spielen verschiedene patientenbezogene Faktoren eine bedeutende Rolle im Management und Ergebnis der Gentherapie, was eine umfassende Bewertung unerlässlich macht.

Eine klare Kommunikation über Unsicherheiten während des gemeinsamen Entscheidungsprozesses ist entscheidend. Die Informationen sollten Einzelheiten über Gerinnungsfaktorwerte, langfristigen Faktorexpression, Nebenwirkungen, langfristige Sicherheit und alle psychologischen Veränderungen, die der Patient erleben könnte, enthalten. Effektive Kommunikation hat das Potenzial, das Vertrauen zwischen Pflegekräften und Patienten zu stärken, was zu verbesserten klinischen Ergebnissen führt [17].

7.3.2. Behandlungsphase

Das Hämophiliezentrum als *Hub*-Zentrum ist nach einer umfassenden Überprüfung der Ein- und Ausschlusskriterien und der Zustimmung des Patienten verantwortlich für die Verabreichung der Gentherapie. Anweisungen zur Verabreichung von Gentherapieprodukten und zum Management möglicher Infusionsreaktionen sollten bereitgestellt werden.

Vor der Verabreichung der Gentherapie werden die Ein- und Ausschlusskriterien erneut bewertet. Am Tag der Dosierung sollte der Patient nicht an einer akuten Infektion leiden und die informierte Zustimmung des Patienten sollte noch gültig sein. Das Team sollte dem Patienten alle verschiedenen Schritte der Dosierung erklären sowie die Maßnahmen, die bei einer möglichen Infusionsreaktion ergriffen werden können.

7.3.3. Nachbehandlungsphase

Die Nachbehandlungsperiode wird als der kritischste Aspekt der Gentherapie für Hämophilie angesehen, da nach der Behandlung mehrere Entscheidungen getroffen werden müssen.

Vor der Gentherapie erhalten Patienten in der Regel eine prophylaktische Behandlung, und die Transgenexpression kann in den ersten Wochen nach der Behandlung erwartet werden, was bedeutet, dass die prophylaktische Behandlung mit Faktorkonzentraten reduziert oder beendet werden kann. Bei Hämophilie A und bei zuvor mit dem bispezifischen Antikörper Emicizumab behandelten Patienten können basierend auf der längeren Halbwertszeit von Emicizumab verschiedene Regime ausgewählt werden.

Weitere Herausforderungen nach der Behandlung umfassen das Management von Nebenwirkungen, wie Immunreaktionen, die möglicherweise eine temporäre Immunsuppression erfordern, und nach der Transduktion Leberreaktionen, die die Therapieeffizienz reduzieren können.

Die wichtigste Nebenwirkung der Gentherapie ist ein Anstieg der ALT-Werte, der einige Wochen bis Monate nach der Vektorinfusion auftreten kann. Da dies klinisch asymptomatisch ist, erfolgt eine regelmäßige Überwachung der Leberwerte und Faktorwerte ohne klinischen Verdacht. Die klinische Relevanz eines asymptomatischen ALT-Anstiegs ergibt sich aus der Beobachtung, dass dieser zu einem Verlust des Faktorausdrucks führen kann wenn er unbehandelt bleibt. Bei Patienten, die auch mehrere Wochen nach der der Vektorinfusion keinen Faktor exprimiert haben, ist die Therapie für ALT-Anstiege mit Immunsuppressiva vermutlich nicht vielversprechend.

Es gibt einige Empfehlungen von wissenschaftlichen Organisationen, wie der Gesellschaft für Thrombose- und Hämostaseforschung, die vorschlagen, in den ersten Wochen nach der Gentherapie mehrere Laboruntersuchungen durchzuführen, mindestens wöchentlich [18]. Zu diesen Maßnahmen gehören leberbezogene Laborparameter, wie Transaminasen (ALT und AST), Glutamatdehydrogenase (GLDH), Gamma-Glutamyltransferase (GGT) und alkalische Phosphatase (AP), um das Ausmaß einer Hepatotoxizität besser beurteilen zu können. In früheren Studien waren die Bilirubinwerte nicht betroffen, selbst bei Patienten mit stark erhöhten ALT-Werten. Die Messung der Kreatinkinase (CK)-Werte sollte durchgeführt werden, um körperliche Anstrengung als Ursache für ALT-Erhöhung auszuschließen. Die Häufigkeit der Laboruntersuchungen kann mit der Zeit nach der Gentherapie abnehmen.

Die Ausgangs-ALT-Werte könnten als Mittelwert mehrerer Werte vor der Gentherapie berechnet werden. Laboruntersuchungen sollten immer im selben Labor unter Verwendung der gleichen Geräte und Reagenzien durchgeführt werden, um methodische Abweichungen, Änderungen in der Methodik, zeitlichen Ablauf, Medikation, Ernährungsgewohnheiten, Alkoholkonsum und andere potenzielle Ursachen für einen späteren Anstieg der ALT-Werte zu berücksichtigen.

Die aktuellen Empfehlungen für die Einleitung, Dosierung und Bewertung des Erfolgs in der immunsuppressiven Therapie, wie Prednisolon für ALT-Anstieg, unterscheiden sich von Studie zu Studie, und es besteht dringender Bedarf an realen Daten darüber, wann mit der Therapie begonnen, diese reduziert und beendet werden kann, um die volle Transgenexpression aufrecht zu erhalten. Wenn die Prednisolontherapie fehlschlägt, können alternative Medikamente, wie Budesonid oder Kortikosteroid-sparende Zweitlinientherapie, wie Tacrolimus, Azathioprin oder Mycophenolatmofetil, in Erwägung gezogen werden. Aktuelle Studien untersuchen den prophylaktischen Einsatz von Immunsuppressiva zur Verhinderung von ALT-Anstiegen.

Neben Laborparametern und der Bestimmung der Gerinnungsfaktorspiegel sowohl durch Ein-Stufen- als auch chromogene Tests sollten Ultraschall und Fibroscan der Leber, der Gelenkstatus (u.a. HJHS) und Untersuchungen zur Lebensqualität mindestens einmal jährlich durchgeführt werden. Studien haben gezeigt, dass Vektorkomponenten noch mehrere Monate nach der Gentherapie in Körperflüssigkeiten nachgewiesen werden können. Routineuntersuchungen zum Vektor-Shedding sind nicht notwendig; jedoch wird eine Empfängnisverhütung empfohlen.

Die Anforderungen an das *Spoke*-Zentrum für die Nachsorge sind daher sehr hoch und müssen entweder von diesem Zentrum selbst erbracht oder durch eine geeignete Kooperationsvereinbarung mit dem *Hub*-Zentrum abgedeckt werden.

Die Zusammenarbeit zwischen Hämophiliezentren und Hepatologie-Experten ist für die Patientensicherheit und den therapeutischen Erfolg von entscheidender Bedeutung. Nach aktuellem Verständnis integriert AAV sich nicht typischerweise in die DNA des Wirts, wodurch das Risiko einer Gentoxizität minimiert wird. Weitere Studien sind erforderlich, um die langfristige Sicherheit der Gentherapie zu überprüfen. Die nachhaltige Finanzierung der Hämophiliebehandlung stellt eine erhebliche Herausforderung dar, und eine Aufklärung über Zulassungskriterien, Kosten und Mechanismen ist unerlässlich. Langzeit-Nachverfolgungen von Gentherapie-Registern werden entscheidende Daten zu ihrer Sicherheit und Wirksamkeit liefern.

Vier Patienten entwickelten nach der Gentherapie der Hämophilie maligne Erkrankungen; es gab jedoch keine Hinweise auf kausale Zusammenhänge. In der Zukunft sind in diesem Fall weiterhin umfassende molekulargenetische Untersuchungen erforderlich.

Weitere Untersuchungen sind somit notwendig, um die langfristige Sicherheit dieser Medikamente zu überprüfen. Mit dem Gentherapie-Register der WFH ist es möglich, alle relevanten Daten zu erfassen, einschließlich Patientenmerkmalen, Informationen zur Gentherapie und insbesondere ihrer Wirksamkeit und Nebenwirkungen [19].

Zusammenfassung

Klinische Studien mit AAV-Vektoren zur Übertragung von funktionsfähigen Gerinnungsfaktoren haben vielversprechende Ergebnisse für die Behandlung von Hämophilie A und B gezeigt. Diese innovative Therapie hat das Potenzial, das Leben von Hämophilie-Patienten grundlegend zu verändern, indem sie die Aktivität des Gerinnungsfaktors auf funktionelle Niveaus erhöht, die Blutungshäufigkeit verringert und den Bedarf an Gerinnungsfaktorersatz reduziert oder sogar eliminiert.

Es besteht jedoch eine anerkannte Lücke in der klinischen Praxis bezüglich der Erwartungsverwaltung der Patienten nach der Genübertragung für Hämophilie. Die Diskussion sollte das Potenzial für reduzierte Blutungen und eine Verringerung oder Beendigung des Bedarfs an Gerinnungsfaktorersatz umfassen. Entscheidend ist, dass den Patienten bewusst sein muss, dass die Gentherapie mittels AAV-basierten Gentransfer keine endgültige Heilung darstellt, eine Blutungstendenz bestehen bleiben kann und eine fortgesetzte medizinische Überwachung erforderlich ist, selbst wenn der Gerinnungsfaktorspiegel nicht signifikant erhöht werden konnte.

Darüber hinaus befindet sich die Gentherapie bei Hämophilie noch in den Kinderschuhen.

Literatur

1. Srivastava A, Santagostino E, Dougall A, et al.; WFH Guidelines for the Management of Hemophilia panelists and co-authors. WFH Guidelines for the Management of Hemophilia, 3rd edition. Haemophilia. 2020;26 Suppl 6:1-158. Erratum in: Haemophilia. 2021;27(4):699.

2. Miesbach W, Schwäble J, Müller MM, Seifried E. Treatment options in hemophilia. Dtsch Arztebl Int 2019;116(47):791-798.

3. Oldenburg J: Optimal treatment strategies for haemophilia: achievements and limitations of current prophylactic regiments. Blood 2015;125:2038-2044.

4. Leebeek FWG, Miesbach W. Gene therapy for hemophilia: a review on clinical benefit, limitations, and remaining issues. Blood 2021;138(11):923-931.

5. Martino AT, Markusic DM. Immune response mechanisms against AAV vectors in animal models. Mol Ther Methods Clin Dev 2019;17:198-208.

6. Miesbach W, Klamroth R, Oldenburg J, Tiede A. Gene therapy for hemophilia-opportunities and risks. Dtsch Arztebl Int 2022;119(51-52):887-894.

7. George LA, Monahan PE, Eyster ME, et al. Multiyear factor VIII expression after AAV gene transfer for hemophilia A. N Engl J Med 2021; 385(21):1961-1973.

8. Schmidt M, Foster GR, Coppens M, et al. Molecular evaluation and vector integration analysis of HCC complicating AAV gene therapy for hemophilia B. Blood Adv 2023;7(17):4966-4969

9. Miesbach W, Baghaei F, Boban A, et al. Gene therapy of hemophilia: Hub centres should be haemophiliacentres: A joint publication of EAHAD and EHC. Haemophilia 2022;28(3): e86-e88.

10. Miesbach W, Foster GR, Peyvandi F. Liver-related aspects of gene therapy for hemophilia: need for collaborations with hepatologists. J Thromb Haemost 2023; 21(2):200-203.

11. Miesbach W, Foster GR, Peyvandi F. Liver-related aspects of gene therapy for haemophilia: Call to action for collaboration between haematologists and hepatologists. J Hepatol 2023;78(3):467-470.

12. Klamroth R, Hayes G, Andreeva T, et al. Global seroprevalence of pre-existing immunity against AAV5 and other AAV serotypes in people with hemophilia A. Hum Gene Ther 2022;33(7-8):432-441.

13. Pipe SW, Leebeek FWG, Recht M, et al. Gene therapy with etranacogene dezaparvovec for hemophilia B. N Engl J Med. 2023;388(8):706-718.

14. Ozelo MC, Mahlangu J, Pasi KJ, et al.; GENEr8-1 Trial Group. Valoctocogene roxaparvovec gene therapy for hemophilia A. N Engl J Med 2022;386(11):1013-1025.

15. Leavitt AD et al. Updated follow-up of the Alta study, a phase 1/2 study of giroctocogene fitelparvovec (SB-525) gene therapy in adults with severe hemophilia A [abstract, Am Soc Hematol 2020]. Blood 2020;136: 12.

16. Chowdary P, Shapiro S, Makris M, et al. Phase 1-2 trial of AAVS3 gene therapy in patients with hemophilia B. N Engl J Med 2022;387(3):237-247.

17. Woollard L, Gorman R, Rosenfelt DJ. Improving patient informed consent for haemophilia gene therapy: the case for change. Ther Adv Rare Dis 2021;2: 26330040211047244.

18. Miesbach W, Oldenburg J, Klamroth R, et al. Gentherapie der Hämophilie: Empfehlung der Gesellschaft für Thrombose- und Hämostaseforschung (GTH) [Gene therapy of Hemophilia: Recommendations from the German, Austrian, and Swiss Society for Thrombosis and Haemostasis Research (GTH)]. Hamostaseologie 2023;43(3):196-207. German. Erratum in: Hamostaseologie. 2022 Dec 21.

19. Konkle BA, Coffin D, Pierce GF, et al.; Members of the WFH Gene Therapy Registery Steering Committee. World Federation of Hemophilia Gene Therapy Registry. Haemophilia 2020;26(4):563-564.

8. Die Rolle von *Shared Decision Making*

Die gemeinsame Entscheidungsfindung (oder *Shared Decision Making*, SDM) ist ein Prozess, bei dem Angehörige der Gesundheitsberufe (oder *health care professionals*, HCPs) und Patienten oder deren Betreuer gemeinsam eine Entscheidung über die Versorgung treffen. Als solcher ist er ein zentraler Bestandteil der patientenzentrierten Versorgung [1].

Die Ansätze für SDM variieren je nach Kontext und umfassen sowohl allgemeine Modelle als auch Modelle, die für spezifische Gesundheitseinrichtungen entwickelt wurden [2, 3]. In allen Kontexten basiert sie jedoch auf einem zweiseitigen Austausch und einer Synthese von Informationen zwischen HCP und Patient [3], wobei der kombinierte Wert des medizinischen Wissens des HCP und des Erfahrungswissens des Patienten anerkannt wird [2, 4]. Der Austausch basiert auf der klinischen Evidenz und den individuellen Präferenzen, Überzeugungen und Werten des Patienten/Betreuers und muss eine Abwägung der Risiken, des Nutzens und der möglichen Folgen der verschiedenen Behandlungsoptionen beinhalten [1] (☞ Abb. 8.1). Der Patient/Betreuer muss diese und das Spektrum der ihm zur Verfügung stehenden therapeutischen Optionen verstehen; die medizinische Fachkraft muss in der Lage sein, dem Patienten/Betreuer Informationen zu geben, um sein Verständnis zu unterstützen.

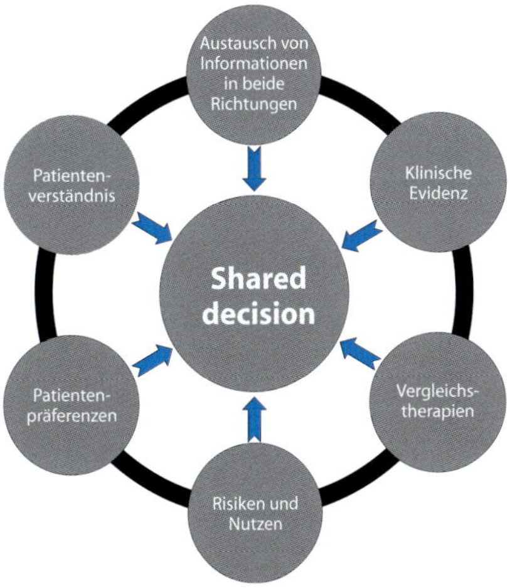

Abb. 8.1: Zentrale Faktoren für *Shared Decision Making* in der Hämophilieversorgung.

8.1. Warum ist die gemeinsame Entscheidungsfindung in der Hämophilieversorgung wichtig?

Viele Jahre lang war die Auswahl an Behandlungsmöglichkeiten für Hämophilie relativ einfach: eine Behandlung nach Bedarf, um den fehlenden Gerinnungsfaktor zu ersetzen, wenn Blutungen auftreten, oder – bei Menschen mit schwerer Hämophilie, die häufiger bluten – die Einleitung einer Prophylaxe, wenn ausreichende Faktorkonzentrate verfügbar sind [5]. Bis vor kurzem beschränkte sich die Wahl des Behandlungsprodukts auf aus Plasma gewonnene oder rekombinante Produkte. Für Menschen mit Hämophilie (MmH) hatte die Verringerung der Anzahl der Blutungen höchste Priorität [6], obwohl die Häufigkeit der Infusionen im Rahmen eines prophylaktischen Schemas zu einer höheren Behandlungslast führte. Im Laufe der Zeit haben die Einführung der personalisierten Prophylaxe, die Entwicklung von Gerinnungsfaktormolekülen mit verlängerter Halbwertszeit zur Erleichterung länger wirkender Behandlungen und die Entwicklung von nicht-gerinnungsfaktorbasierten Therapien zu einer Verringerung dieser Belastung beigetragen [7, 8].

Da sich die heutige Hämophiliebehandlung von der Faktorersatztherapie zu neuartigen Therapien [9] und zur Gentherapie [10] entwickelt hat, ist die Ermittlung der optimalen Hämophiliebehandlung für eine Person heute ein "schwieriger und vielschichtiger Prozess" [11]. Die Betroffenen und ihre Familien müssen in informierter und interaktiver Weise in die Entscheidungen über ihre Behandlung einbezogen werden. Es muss sichergestellt werden, dass der Schutz vor Blutungen weiterhin gewährleistet ist, aber auch die Hoffnungen und Erwartungen der MmH in Bezug auf neue Behandlungen müssen berücksichtigt werden. Die Leistungserbringer im Gesundheitswesen müssen auch anerkennen, dass MmH als Langzeitpatienten aufgrund ihrer eigenen Lebenserfahrungen Fachwissen erworben haben und möglicherweise eine andere Meinung zur Behandlung haben als ihre Leistungserbringer [12].

8.2. Gemeinsame Entscheidungsfindung und Gentherapie bei Hämophilie

Die Gentherapie ist eine neue therapeutische Option, die Teil der klinischen Routineversorgung bei Hämophilie werden könnte. Die Art der Gentherapie bei Hämophilie macht es erforderlich, dass sich der Patient auf eine langfristige Behandlung einlässt, da der Vektor nach der Infusion nicht mehr entfernt werden kann. In diesem Zusammenhang wird SDM sowohl komplexer als auch notwendiger.

MmH müssen gut über den Prozess der Gentherapie informiert sein und in die Lage versetzt werden, eine vollständig informierte Entscheidung zu treffen und ihre Zustimmung zu geben [13]. MmH müssen die Fragen der langfristigen Wirksamkeit und der potenziellen Nebenwirkungen (die nicht vollständig bekannt sind) verstehen, ebenso wie die Tatsache, dass die Daten zu den längerfristigen Ergebnissen derzeit noch begrenzt sind. Sie müssen auch verstehen, dass eine langfristige Nachsorge erforderlich ist. Es ist daher unerlässlich, dass das Verständnis und die Erwartungen von MmH im Mittelpunkt aller Diskussionen über die Gentherapie als Behandlungsoption stehen, einschließlich der "unbekannten Unbekannten" über die langfristigen Auswirkungen [14].

Sowohl HCP als auch die Patientenorganisationen haben die Aufgabe, MmH bei ihren Entscheidungen über die Gentherapie als Behandlungsoption zu begleiten und zu unterstützen [15] und sie in die Lage zu versetzen, ein vollwertiger Partner im Entscheidungsprozess zu sein [1, 11, 16]. Dazu gehört auch, dass sie in die Lage versetzt werden, sich vor der Infusion jederzeit gegen eine Gentherapie zu entscheiden [17].

8.3. Wie können wir sicherstellen, dass die gemeinsame Entscheidungsfindung Realität wird?

Damit MmH in vollem Umfang in die Entscheidungsfindung im Zusammenhang mit Gentherapie einbezogen werden können, müssen sie Zugang zu relevanten Informationen und Aufklärung haben. Dies sollte auf einer maßgeschneiderten Kommunikation beruhen, um sicherzustellen, dass Menschen mit "geringer Gesundheitskompetenz oder sozioökonomischer Benachteiligung" nicht ausgeschlossen werden [13, 15]. Hermans et al. [11] beschreiben die Einbeziehung der Patienten und die Aufklärung als zwei Schlüsselprinzipien des SDM. Dazu gehört "die Konzentration auf das, was für Patienten und Familien in Bezug auf Behandlungsprioritäten, Erwartungen und Ambitionen wirklich wichtig ist", und "die Verwendung einer jargonfreien Terminologie". Alle Mitglieder des Hämophiliezentrums sollten über neue Behandlungsmöglichkeiten aufgeklärt werden, damit sie in der Lage sind, MmH im SDM-Prozess zu unterstützen.

Die Unterstützung von MmH bei der Entscheidungsfindung im Zusammenhang mit der Gentherapie als Behandlungsoption ist ein Prozess (oder eine Reise), der vom ersten Gespräch bis zur Verabreichung viel Zeit in Anspruch nehmen kann [16]. Wang et al. beschreiben fünf Säulen des Entscheidungsprozesses: "Informationssuche vor der Gentherapie", "Entscheidungsfindung vor der Gentherapie", "Behandlungsbeginn", "kurzfristige Nachsorge nach der Gentherapie (<1 Jahr)", "langfristige Nachsorge nach der Gentherapie (>1 Jahr)" [14]. All diese Elemente müssen berücksichtigt werden, wenn man mit der Diskussion über die Gentherapie der Hämophilie beginnt, und der Prozess darf nicht überstürzt werden. Bei der Gentherapie handelt es sich um eine komplexe Behandlung, die aufgrund ihrer Art eine komplexe und vielschichtige Entscheidungsfindung erfordert, die für jeden Einzelnen anders ausfallen wird. MmH benötigen daher viel Aufklärung und Unterstützung, bevor sie eine wirklich fundierte Entscheidung treffen können.

Die Verwendung von strukturierten SDM-Instrumenten zur Unterstützung von MmH bei der Entscheidungsfindung wird als gute Praxis empfohlen, wobei der SHARE-Ansatz häufig als geeignetes Modell im Zusammenhang mit der Hämophilie-Gentherapie genannt wird [1, 15, 16]. Der SHARE-Ansatz, der von der US-amerikanischen Agentur für Gesundheitsforschung und -qualität entwickelt wurde, ist ein fünfstufiger Prozess, der auf folgenden Schritten basiert: "Suche nach der Beteiligung der Patienten, Unterstützung der Patienten bei der Erkundung und dem Vergleich von Behandlungsoptionen, Bewertung der Werte und Präferenzen der Patienten, Entscheidungsfindung mit den Patienten und Bewertung der Entscheidung des Patienten" [18]. Es besteht ein Bedarf an SDM-Aufklärungsinstrumenten, die schriftliche/visuelle Informationen über Nutzen und Risiken der Behandlung, Erwartungen und Realitäten sowie die Notwendigkeit einer langfristigen Überwachung und Nachsorge enthalten [11, 13, 16]. Standardisierte Checklisten können sowohl für MmH als auch für HCP innerhalb und außerhalb des klinischen Umfelds hilfreich sein. Ein solcher Bezugspunkt kann dazu beitragen, dass alle Elemente, die in der Klinik besprochen werden müssen, auch besprochen werden [16], und es den MmH ermöglichen, die Gentherapie mit ihren Familien außerhalb der klinischen Konsultation zu besprechen. In Zukunft sollte die Rolle und der Wert dieser Instrumente sowohl aus der Sicht der MmH als auch aus der Sicht der HCP bewertet werden [13, 15].

Für einige MmH wird SDM ein neues Konzept sein. Möglicherweise haben sie sich zuvor kaum an der Entscheidungsfindung über ihre Behandlung beteiligt und empfinden SDM als einschüchternde Aussicht [1]. Patientenorganisationen können eine wertvolle Rolle spielen, wenn es darum geht, neue Behandlungsparadigmen wie die Gentherapie zu erklären und MmH beim SDM zu unterstützen [15]. Dazu gehört beispielsweise die Bereitstellung von Aufklärungsmaterial zur Förderung der Gesundheitskompetenz [13] und von *Peer-Support*-Gruppen zur Erleichterung der Diskussion über den Prozess der Gentherapie [16]. Unterstützung sollte es für MmH geben, für die eine Gentherapie keine zugängliche Behandlungsoption darstellt [19], und für MmH, die eine Gentherapie wünschen, deren Therapiewahl aber von ihrem HCP oder der Gesundheitspolitik nicht unterstützt wird [1].

Zusammenfassung

SDM ist seit vielen Jahren ein wichtiger Aspekt der Hämophilieversorgung. Da die Gentherapie zu einer immer breiteren Behandlungsoption wird, ist sie eine Notwendigkeit. Bei der Gentherapie der Hämophilie werden die Betroffenen aufgefordert, Entscheidungen über eine Behandlung zu treffen, die möglicherweise nicht so gut wirkt wie erhofft, die derzeit nur einmal durchgeführt werden kann und für die wir keine langfristigen Sicherheitsgarantien geben können.

Die Aufklärung und Unterstützung von MmH während des SDM-Prozesses sind von größter Bedeutung, um eine vollständig informierte individuelle Entscheidungsfindung und Zustimmung zu gewährleisten. Die Entwicklung von Instrumenten, die einen gleichberechtigten Zugang zu Aufklärung und Informationen über die Gentherapie der Hämophilie und den Weg des Patienten gewährleisten, wurde zwar diskutiert, existiert aber noch nicht. Patientenorganisationen spielen eine Schlüsselrolle, wenn es darum geht, ihre Mitglieder dabei zu unterstützen, angemessene Entscheidungen über die Gentherapie zu treffen, und sich für den Zugang und die Finanzierung einzusetzen, sobald diese Behandlungen klinisch verfügbar werden. Der wichtigste Teil dieses Prozesses ist, dass sich die Betroffenen einer Gentherapie unterziehen wollen – und das ist nur dann eine Option, wenn sie umfassend aufgeklärt und von gut ausgebildeten und informierten HCP informiert werden.

Literatur

Khair K, Fletcher S, Jenner K. Shared decision making for gene therapy in haemophilia care. J Haem Pract 2023; 10(1):62-67.

1. Valentino LA, Blanchette V, Negrier C, O'Mahoney B, Vias V, Sannie T, Skinner M. Personalising haemophilia management with shared decision making. J Haem Pract 2021;8(1):69-79.

2. Bomhof-Roordink H, Gärtner FR, Stiggelbout AM, Pieterse AR. Key components of shared decision making models: a systematic review. BMJ Open 2019;9: e031763.

3. Légaré F, Härter M, Stiggelbout AM, Thomson R, Stacey D. Choosing treatments and the role of shared decision-making. In: North J, Nolte E, Merkur S, Anell a (eds.). Achieving Person-Centred Health Systems: Evidence, Strategies and Challenges. 2020. Cambridge: Cambridge University Press. 283-316.

4. Charles C, Gafni A, Whelan A. Decision-making in the physician-patient encounter: revisiting the shared treatment decision-making model. Soc Sci Med 1999; 49(5): 651-61.

5. Srivastava A, Santagostino E, Dougall A, et al.; WFH Guidelines for the Management of Hemophilia panelists and co-authors. WFH Guidelines for the Management of Hemophilia, 3rd edition. Haemophilia 2020;26 Suppl 6:1-158.

6. Mühlbacher AC, Sadler A, Lamprecht B, Juhnke C. Patient preferences in the treatment of hemophilia A: A Best-Worst Scaling Case 3 analysis. Value Health 2020; 23(7):862-869.

7. Coppola A, Franchini M, Pappagallo G, et al. Current choices and management of treatment in persons with severe hemophilia A without inhibitors: a mini-Delphi consensus. J Clin Med 2022;11(3):801.

8. Fletcher S, Jenner K, Holland M, Khair K. The lived experience of a novel disruptive therapy in a group of men and boys with haemophilia A with inhibitors: Emi & Me. Health Expect 2022;25(1):443-454.

9. Gualtierotti R, Pasca S, Ciavarella A, et al. Updates on novel non-replacement drugs for hemophilia. Pharmaceuticals (Basel) 2022;15(10):1183.

10. Gogia P, Tarantino M, Schramm W, Aledort L. New directions to develop therapies for people with hemophilia. Expert Rev Hematol 2023;16(6):417-433.

11. Hermans C, Noone D, Benson G, et al. Hemophilia treatment in 2021: Choosing the"optimal" treatment using an integrative, patient-oriented approach to shared decision-making between patients and clinicians. Blood Rev 2022;52:100890.

12. Scalone L, Mantovani LG, Borghetti F, Von Mackensen S, Gringeri A. Patients', physicians', and pharmacists' preferences towards coagulation factor concentrates to treat haemophilia with inhibitors: results from the COHIBA Study. Haemophilia 2009;15(2):473-486.

13. Woollard L, Gorman R, Rosenfelt DJ. Addressing patient education priorities in the era of gene therapy for haemophilia: Towards evidence-informed shared decision-making. Haemophilia 2021;27(2):e302-e304.

14. Wang M, Negrier C, Driessler F, Goodman C, Skinner MW. The hemophilia gene therapy patient journey: questions and answers for shared decision-making. Patient Prefer Adherence 2022;16:1439-1447.

15. Limjoco J, Calatroni A, Aristizabal P, Thornburg CD. Gene therapy preferences and informed decision-making: Results from a National Hemophilia Foundation Community Voices in Research survey. Haemophilia 2023;29(1):51-60.

16. Noone D, Astermark J, O'Mahoney B, et al. The journey of gene therapy in haemophilia – putting the patient at the centre of the hub and spoke model. J Haem Pract 2022; 9(1): 156-166.

17. Fletcher S, Jenner K, Holland M, et al. An exploration of why men with severe haemophilia might not want gene therapy: The Exigency study. Haemophilia 2021; 27(5):760-768.

18. The SHARE Approach. Agency for Healthcare Research and Quality, Rockville, MD. https://www.ahrq.gov/health-literacy/professional-training/shared-decision/index.html (last accessed March 2023).

19. Fletcher S, Jenner K, Holland M, Khair K. Expectation and loss when gene therapy for haemophilia is not an option: An Exigency sub-study. Haemophilia 2023; 29(3):776-783.

10. Glossar

AAV	Adeno-assoziiertes Virus
AKT	Proteinkinase B
ALT	Alanin-Aminotransferase
AP	alkalische Phosphatase
AP-1	Activator Protein 1
ApoE	Apolipoprotein E
aPTT	aktivierte partielle Thromboplastinzeit
AST	Aspartat-Aminotransferase
BAFF	B-Zell-aktivierender Faktor
BAFF-R	Rezeptor für BAFF
BCR	B-Zell-Rezeptor
BDD	B-Domänen-deletiert
BLNK	B-Zell-Linker
BTK	Bruton-Tyrosinkinase
C	Komplementkomponente
CD40L	Ligand für CD40
CK	Kreatinkinase
CREB	cAMP-Response-Element-Bindungsprotein
CRISPR/Cas	Clustered Regularly Interspaced Short Palindromic Repeats / CRISPR-associated proteins
CHO	Chinese Hamster Ovary
CpG	cytosine and guanine separated by only one phosphate group
CSA	chromogener Assay
DNA	Deoxyribonucleic Acid
dsRNA	Doppelstrang-RNA
EAHAD	Europäische Vereinigung für Hämophilie und verwandte Erkrankungen
EHC	Europäisches Hämophilie-Konsortium
EHL	verlängerte Halbwertszeit (engl. extended half-life)
EMA	Europäische Arzneimittelagentur
ER	Endoplasmatisches Retikulum
Erk	extrazelluläre Signal-regulierte Kinase
F	Gerinnungsfaktor
FDA	Food and Drug Administration
FDC	follikuläre dendritische Zelle
FoxP3	Transkriptionsfaktor Forkhead Box P3
GC	Keimzelle
GGT	Gamma-Glutamyltransferase
GLDH	Glutamatdehydrogenase
hAAT	α1-Antitrypsin
HBV	Hepatitis-B-Virus
HCP	Health Care Professional
Haem-A QoL	Haemophilia Quality of Life Questionnaire for Adults, Hämophilie-spezifisches Tool
HIF	Hypoxie-induzierbarer Faktor
HIV	Human Immunodeficiency Virus
HJHS	Hemophilia Joint Health Score
HRQoL	Health-Related Quality of Life, gesundheitsbezogene Lebensqualität
HSPC	hämatopoetische Stamm- und Vorläuferzellen
IDO	Indolamin-2,3-Dioxygenase
IE	Internationale Einheit
IFN	Interferon
Ig	Immunglobulin
IL	Interleukin
IRF	Interferon Regulatory Transcription Factor
ITR	invertierter terminaler Repeat
JNK	c-Jun N-terminale Kinase
kb	Kilobasen
kg KG	Kilogramm Körpergewicht
L	Ligand
LAT	Linker zur Aktivierung von T-Zellen
LYN	Tyrosin-Proteinkinase
MAD5	Melanomdifferenzierungs-assoziierten Protein 5
MAVS	mitochondriales antivirales Signalprotein
MHC-I	Haupthistokompatibilitäts-komplex-I
MmH	Menschen mit Hämophilie
mTOR	Säugetierziel von Rapamycin

nAb	neutralisierender Antikörper
NAFLD	nichtalkoholische Fettlebererkrankung
NASH	nichtalkoholische Steatohepatitis
NFAT	Nuclear Factor of Activated T Cells
NF-κB	Nuclear Factor Kappa B
NIBSC	National Institute for Biological Standards and Control
OSA	einstufiger (one stage) Assay
PAMP	pathogenassoziiertes molekulares Muster
PC	Plasmazelle
pd	plasma-derived
PD-1	programmiertes Zelltodprotein 1
PI3K	Phosphoinositid-3-Kinase
PLC-g1	1-Phosphatidylinositol-4,5-bisphosphat-Phosphodiesterase-Gamma-2
PLC-g2-1	Phosphatidylinositol-4,5-bisphosphat-Phosphodiesterase-Gamma-2
mPRR	Erregererkennungsrezeptoren
Ras	Guanosin-Nukleotid-bindendes Protein
rBDD	rekombinante BDD
rFL	rekombinante Volllänge
RIG	Etinsäure-induzierbares Gen
RNA	Ribonucleic Acid
SDM	Shared Decision Making
S6K	Ribosomales Protein S6-Kinase β
ssRNA	Einzelstrang-RNA
STAT	Signalgeber und Aktivatoren der Transkription
SYK	Tyrosin-Proteinkinase
TAP	mit der Antigenverarbeitung verbundener Transporter
TCR	T-Zell-Rezeptor
TFH	follikuläre T-Helferzelle
TGF-β	transformierender Wachstumsfaktor β
TIR	intracellular Toll/IL-1R homology
TIRAP	Adapterprotein, das die Toll/Interleukin-1-Rezeptordomäne enthält
TLR	Toll-like-Rezeptor
TMA	thrombotische Mikroangiopathie
TRAF	TNF-Rezeptor-assoziierter Faktor
TRAM	Translozierendes kettenassoziiertes Membranprotein
Treg	regulatorische T-Zelle
TRIF	TIR-Domäne enthaltender Adapter, der Interferon-β induziert
vg/kg	Vektorgenome pro Kilogramm
VNA	virus neutralizing antibodies
vWF	von-Willebrand-Faktor
WFH	World Federation of Hemophilia
WHO	Weltgesundheitsorganisation
ZAP70	Zeta-Ketten-assoziierte Proteinkinase 70
ZFN	Zinkfinger-Nuklease

Index

L

M

N

O

P

Q

R

S

T

V

Z